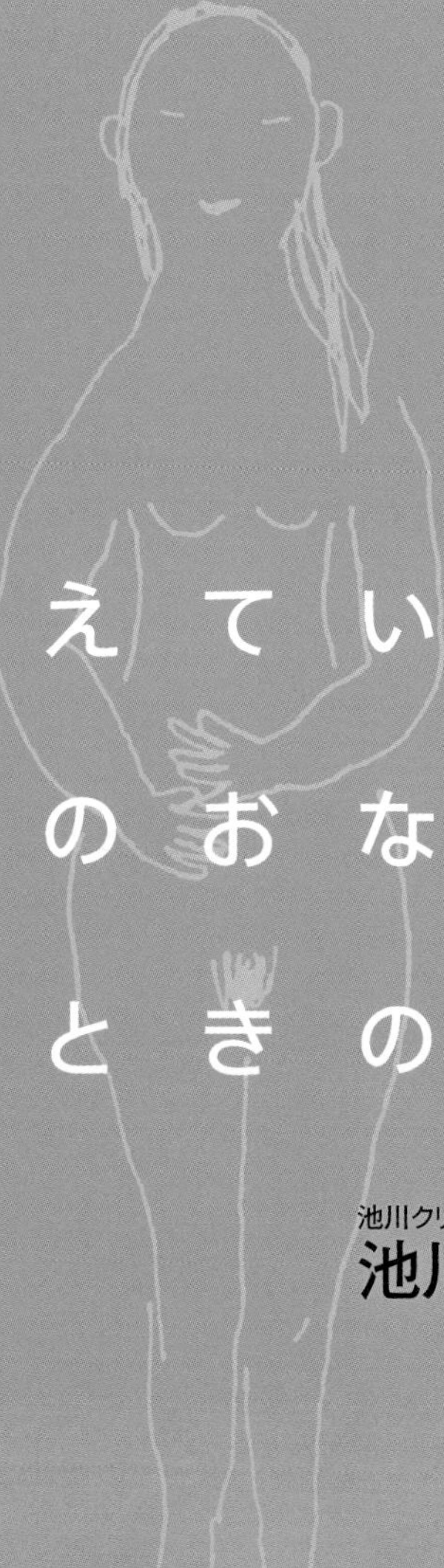

おぼえているよ。ママのおなかにいたときのこと

池川クリニック院長
池川 明　絵=高橋和枝

二見書房

はじめに

この本は、1〜6歳ぐらいのお子さんを持つお母さんを対象に実施した、『「おなかの中にいたときのこと」「生まれたときのこと」の記憶についてのアンケート』をもとにしています。

アンケートは、2000年8月から12月までの5カ月の間に、私の診療所を受診なさった方や、知り合いの助産院、幼児開発センター、保育園や幼稚園などに協力をお願いし、79人の方がお答えくださいました。

結果は驚くべきものでした。

生まれたときの記憶が「ある」と答えた子は全体の41%、胎内での記憶が「ある」子はじつに53%にものぼったのです。記憶が「ない」という回答には、「まだ小さくてしゃべれないので」というものもいくつかあったので、もっと多くなるかもしれません。

本書では、お答えいただいたお母さん方に同意を得たうえで、再度聞き取りをおこない、できるだけお子さんの言葉を忠実に再現しました。また、お子さんが話をしたときの状況やお産の様子などについて補足をしていただき、それもあわせて載せました。

また、「あとがきに代えて」として、どうしてこんなアンケートをおこなったのか、それから何が考えられるのか、について書きました。調査の結果をまとめたものも資料として巻末につけました。

最後になりましたが、アンケートにご協力いただいた皆さん、掲載を快くご了解くださった方々に心よりお礼申し上げます。

池川　明

ブックデザイン
生沼伸子

おぼえているよ。

ママのおなかに

いたときのこと

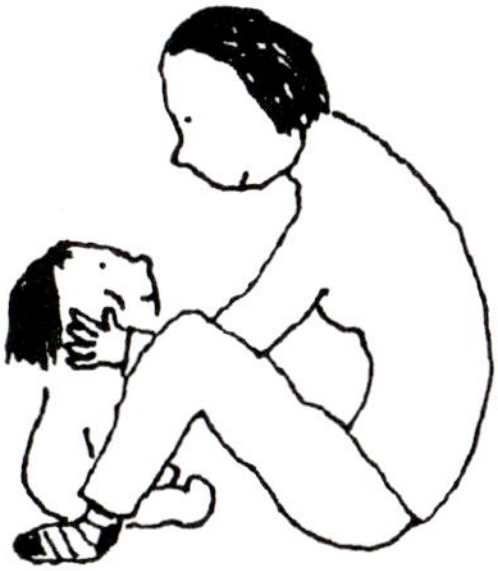

年齢は記憶を話した当時のものです。

ママのおなかの中からお外見えてたよ。
（何が見えたの？）
木とか、ビルとか、電気とか……
（おなかの中で何してたの？）
テントみたいで遊んでた。お魚もいて遊んだの。
（おなかの中はまっ暗じゃないの？）
雲とかオレンジ色で夕やけみたいだった。道路もオレンジ色だった。
（パパやママの声聞こえた？）
うん。パパとママが、おなかなでなでしてトントンしてお話ししてた。

鈴木隆世くん／2歳7カ月頃

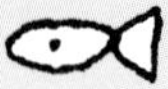

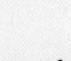

ある日、突然、子どものほうから言ってきました。そういえば、妊娠中、夕方によく近くの海沿いの公園を散歩しました。夕やけで辺り一帯がオレンジ色に染まって、とてもきれいだったのを思い出しました。

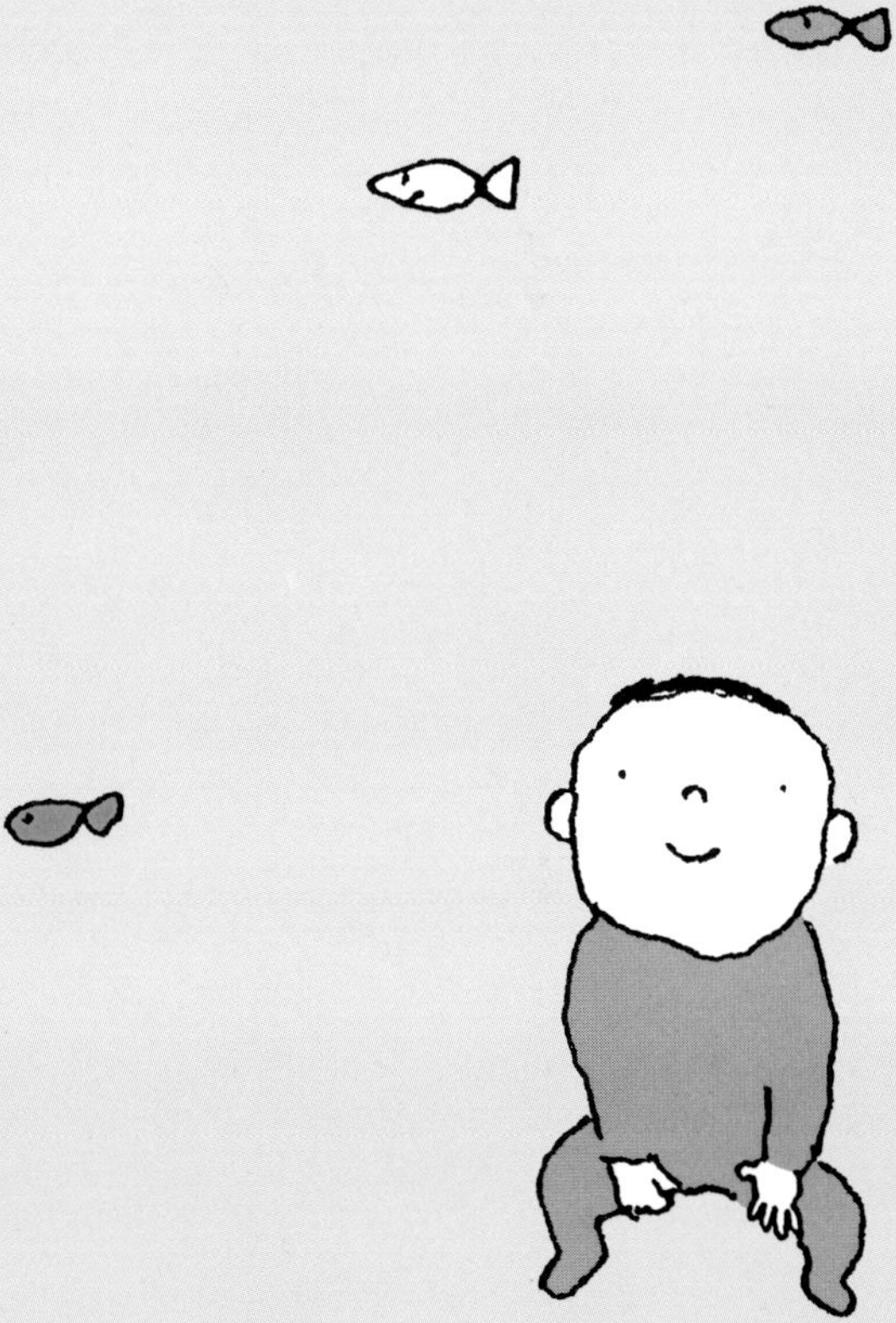

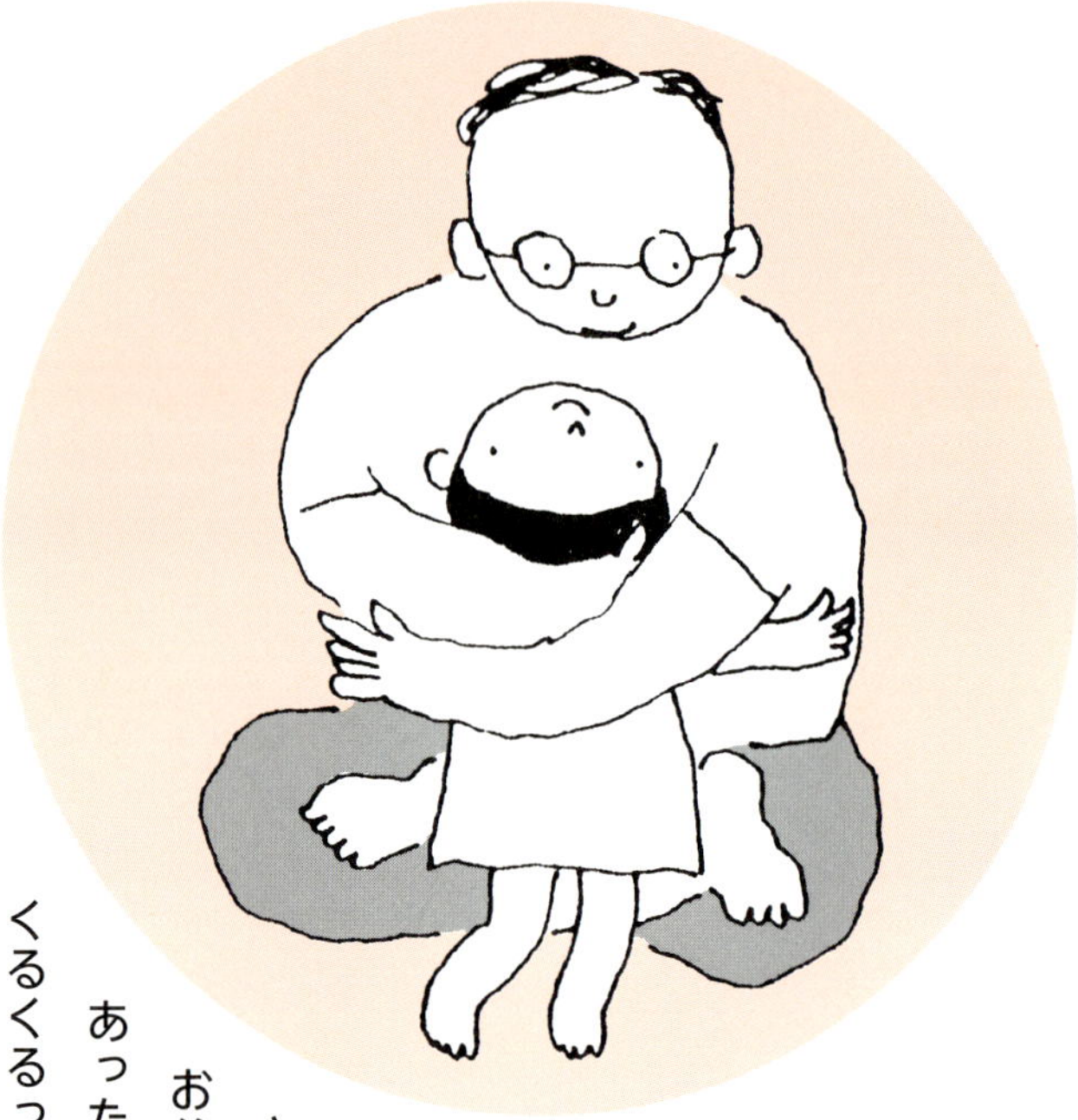

さくらちゃんねー、夜中ね、
お父さんのおなかにいたとき、
あったかかったの。
くるくるって回っていたの。
くるくるって回ってドボンっていっちゃったんだ。

日沼桜ちゃん／2歳7カ月頃

玄関で片付けをしていたとき、娘のほうから話しかけてきました。妊娠中は、私より夫のほうがよくおなかに話しかけていたんです。

「そうなんだー。でもお母さんのおなかにいたんだよ」と言ったら、「えっ」と不思議そうにしていました。「くるくるっと回ってドボン」は、出産のとき吸引をしたので、勢いよく出てきた様子を言っているのかもしれません。記憶の話をしたのは、このとき1回きりです。

そのあとは、なんだか触れてほしくないような表情をするので。

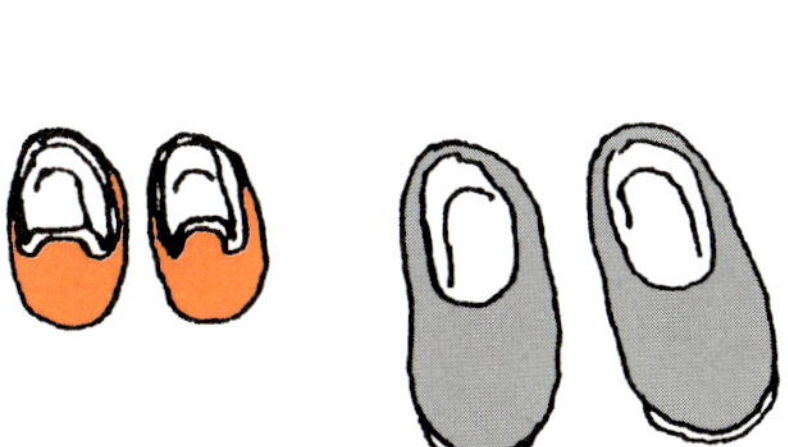

ママが痛いって言ったから。
かわいそうだったから動かなかったの。

葉山しょうたくん／4歳9カ月頃

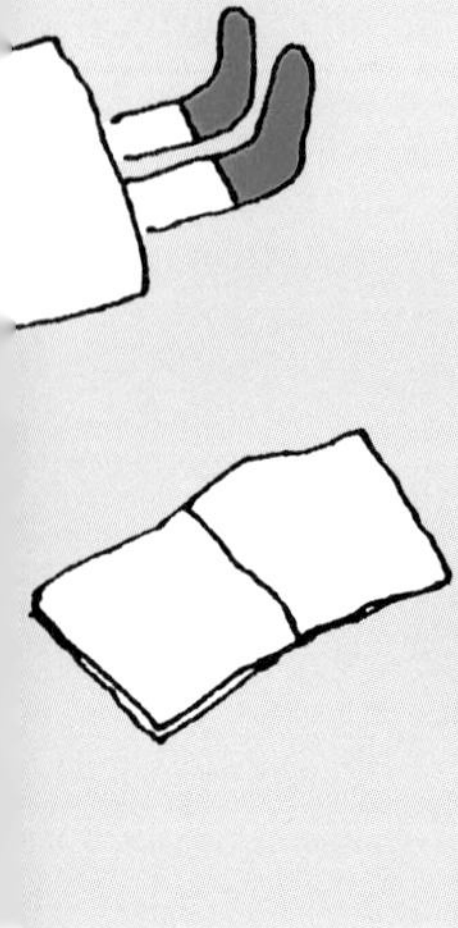

それまでは、聞いていても、ふざけたり、お兄ちゃんのまねをするだけだったので、覚えていないんだろうなと思っていました。第3子を妊娠中のある日、ふと思いついて「しょうちゃんはどうしておなかの中であんまり動かなかったの？」と聞いてみたら、こんな答えが返ってきてはっとしました。

この子がおなかにいる頃、手のかかる上の子の世話と、体を思いやってくれない夫にイライラしていて、望んで妊娠したものの、なかなか受け入れられず悩んでいました。そんなこともあって、7カ月頃、あまりにも激しい胎動に、思わずおなかをたたいて「痛い！　あまり動かないでよ」と言ったことがあるのです。今さらながら申し訳ないことをしたと思います。

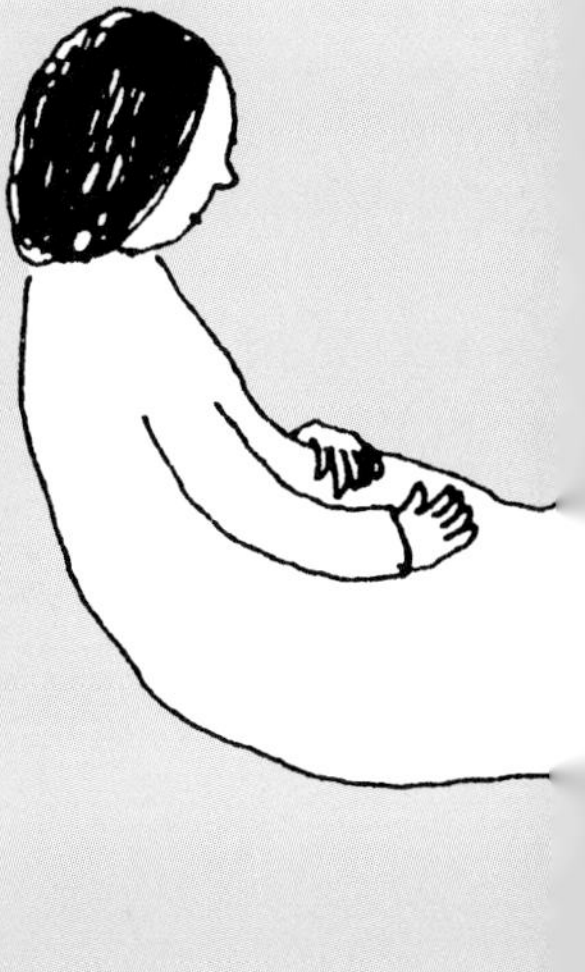

おなかの中は、暗くてあったかかった。
できれば、ずっといたかった。

出てくるとき、あたまが痛かった。
とてもまぶしくて、寒かった。
お母さんの顔がとてもふしぎで、ずーっと見てた。

兼子紗季ちゃん／2歳8カ月頃

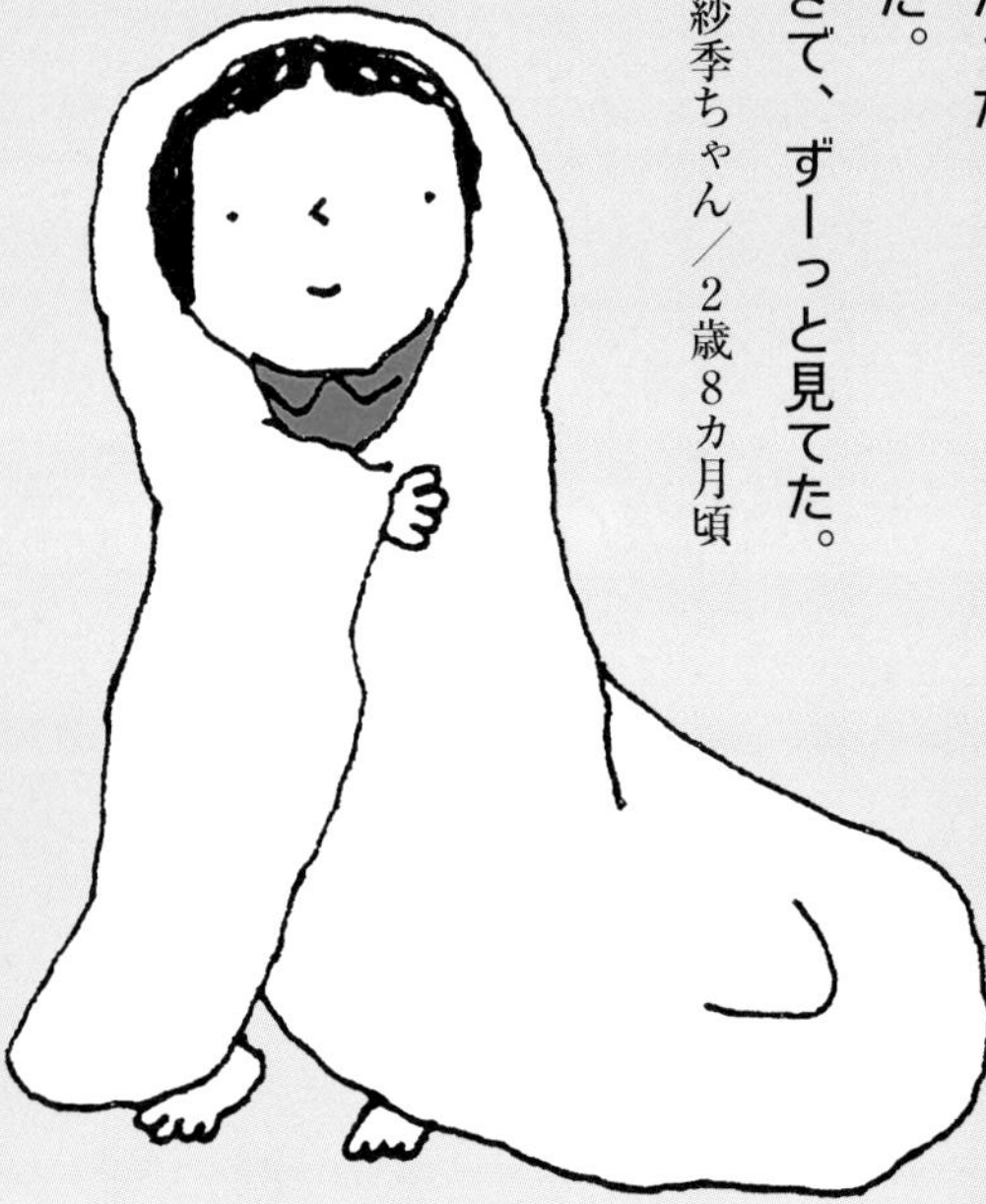

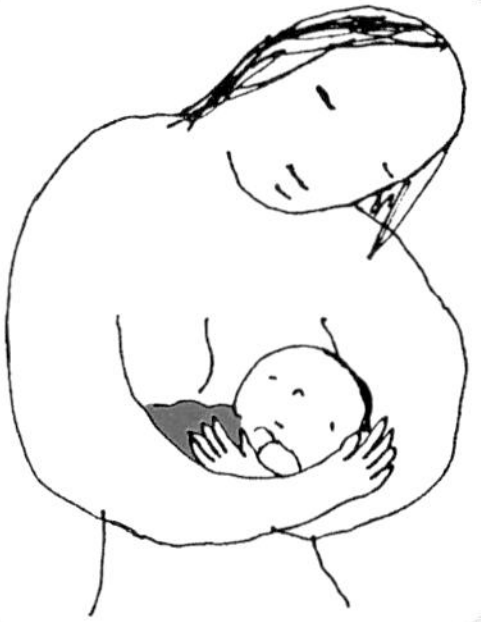

出産直後、産着を着せてから、左腕にのせて1時間ほど抱いていました。よく覚えていないのですが、そのとき私の顔を見ていたんですね。

現在5歳ですが、今でもときどきおなかの中のことを話してくれます。最近は、「お花畑にいたんだよ」と言っていました。

（ママのおなかの中で何食べてたの？）
何も食べないよ。
でもね、上のほうにテーブルがあったよ。

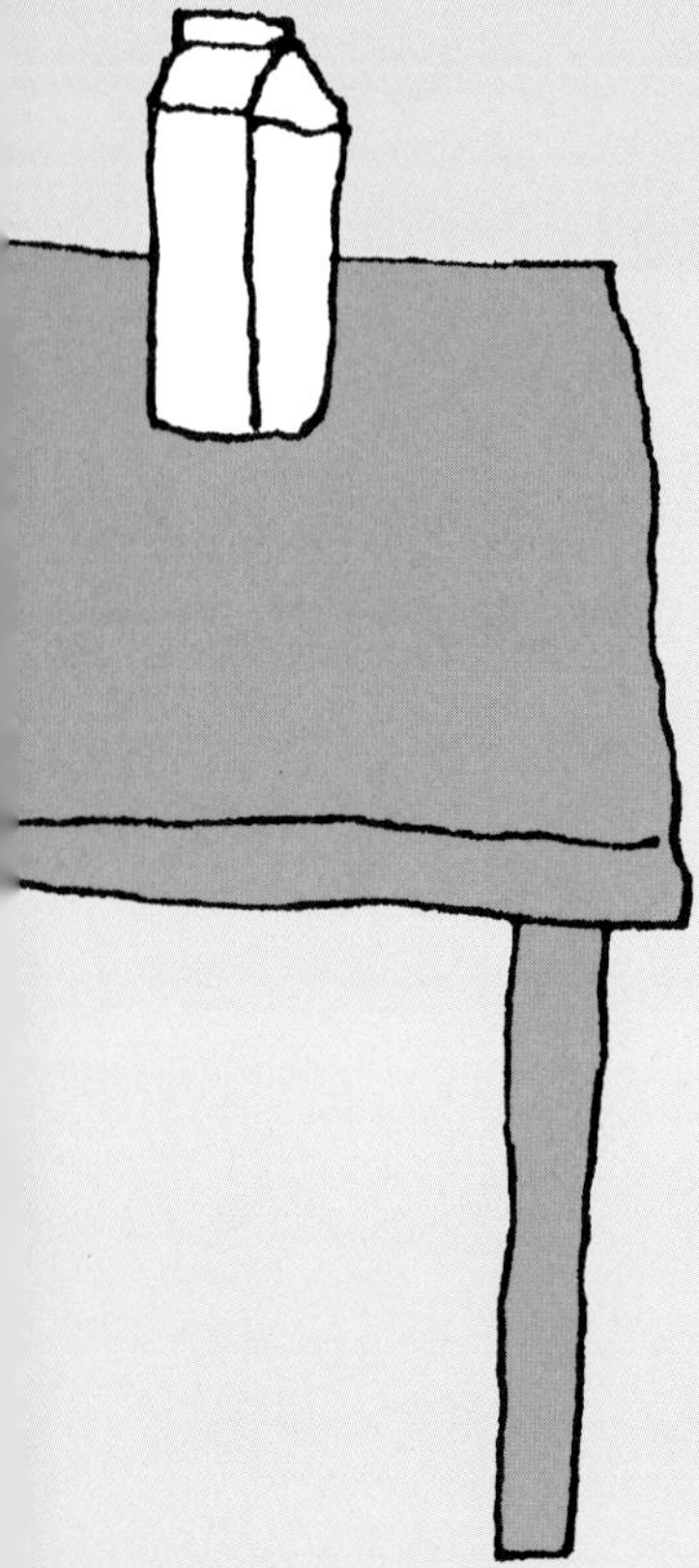

石井海斗くん／2歳11カ月頃

「テーブル」は胎盤のことでしょうか。

また、人差し指と中指をしゃぶりながら、「おなかの中にいたとき、なめてたんだよ。たぶん、めりあちゃん（妹）もやってたと思うよ」とも言いました。指しゃぶりをしたことがない子なので、本当のことだと思います。

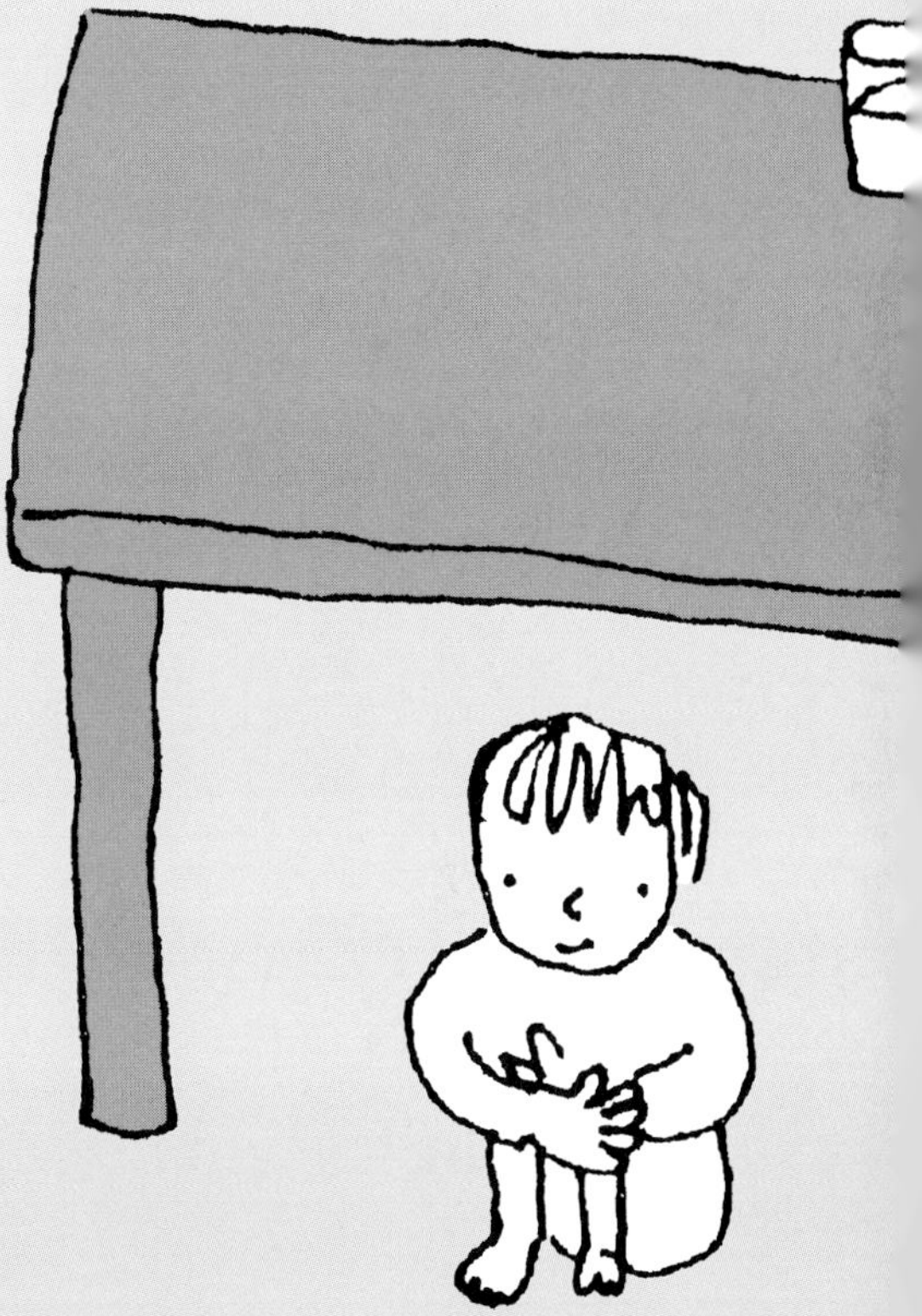

パパとママを選んだんだよ。
ずっと待ってたんだよ。

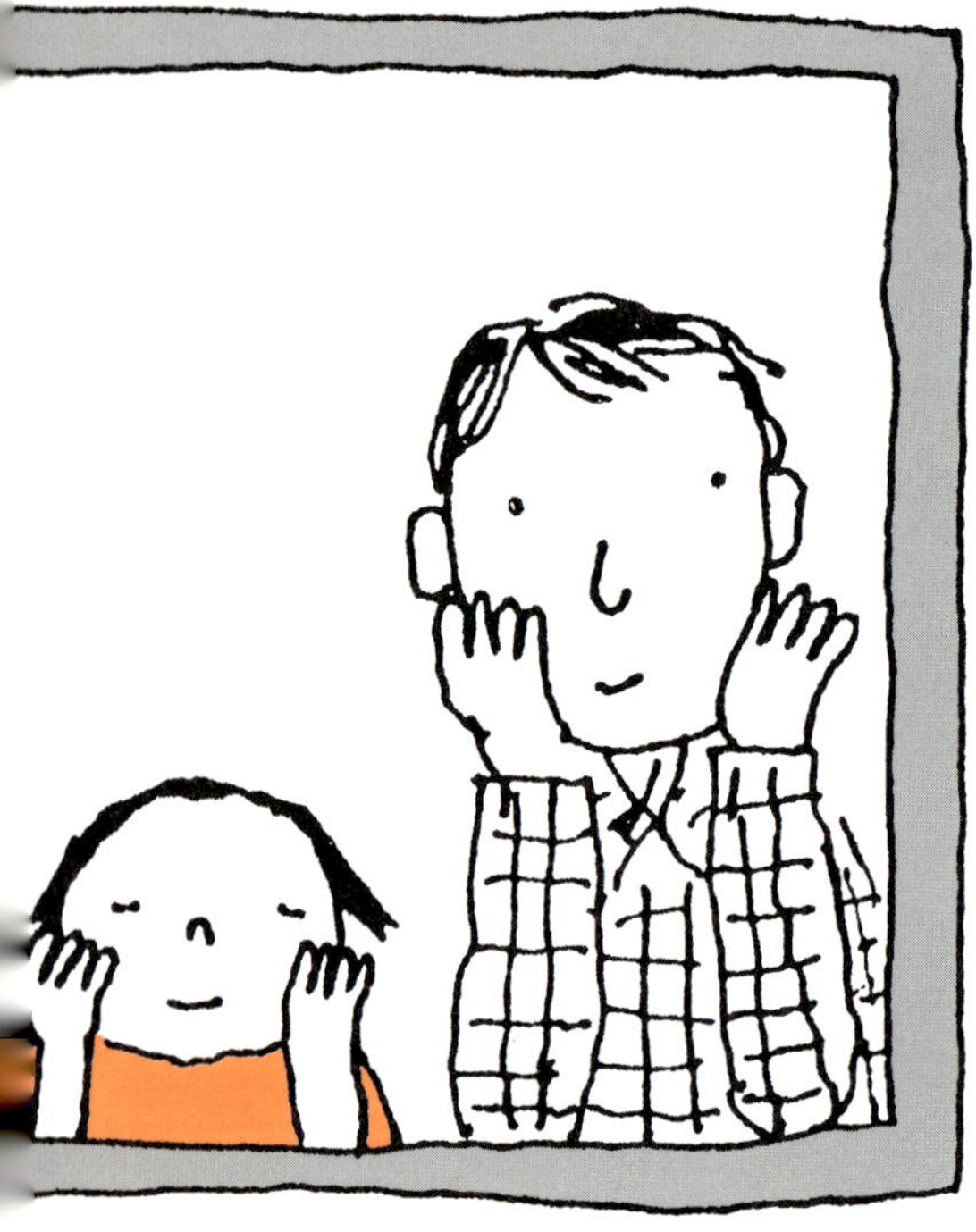

郡司たかしくん／2歳頃

結婚して5年間子どもをつくらなかったのですが、「待ってた」とはそのことを言っているのでしょうか。

このときはこれだけだったのですが、3歳の今、改めて聞いてみたら、「もっとおなかにいたかった」「するするぽんって生まれてきてねって、パパとママがお話ししてるのが聞こえた」「(首をねじるまねをして)こうしないと出られないんだよ」などなど、たくさんのことを話してくれてびっくりしました。

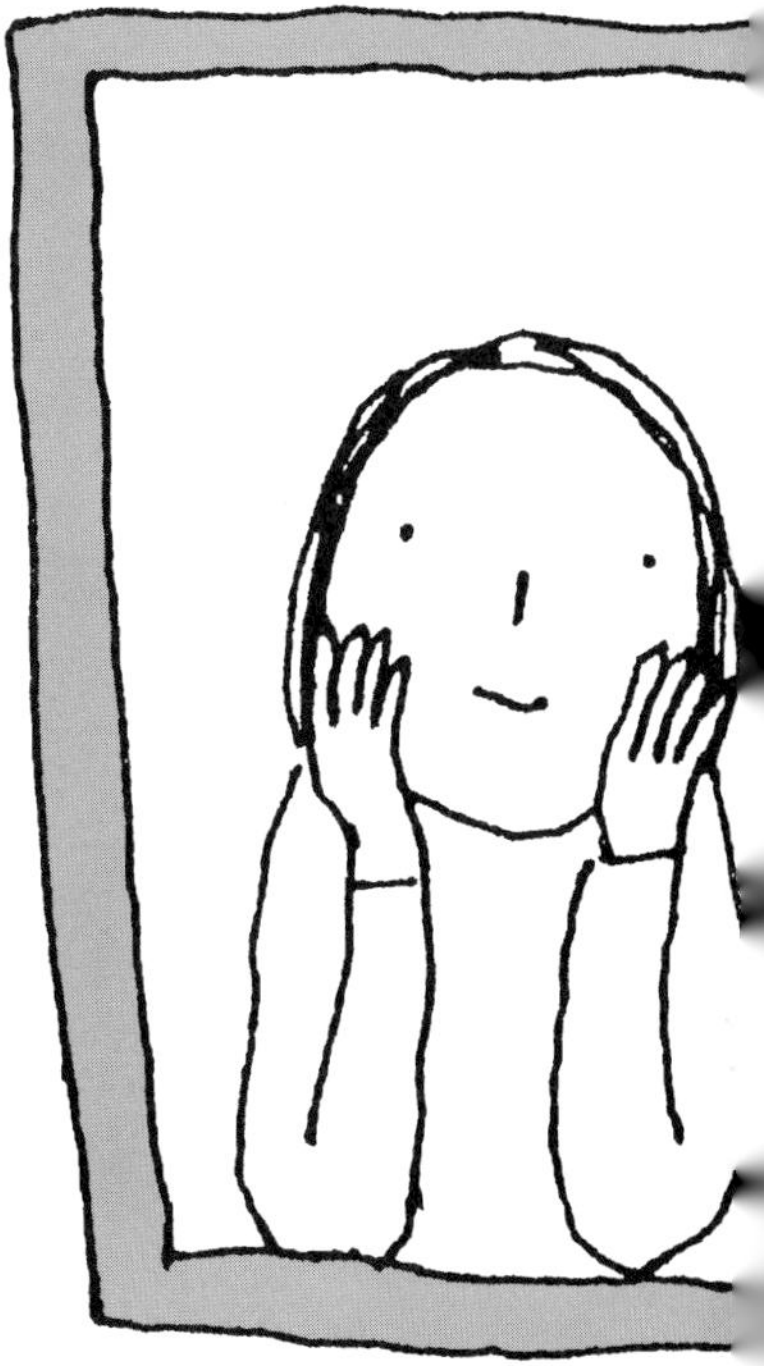

あやみね、ママのおなかの中で、
うんちしちゃった。

（生まれてくるとき）
なにかのどにつまって、
オエッ、オエッてなったよ。

森田彩水ちゃん／3歳4カ月頃

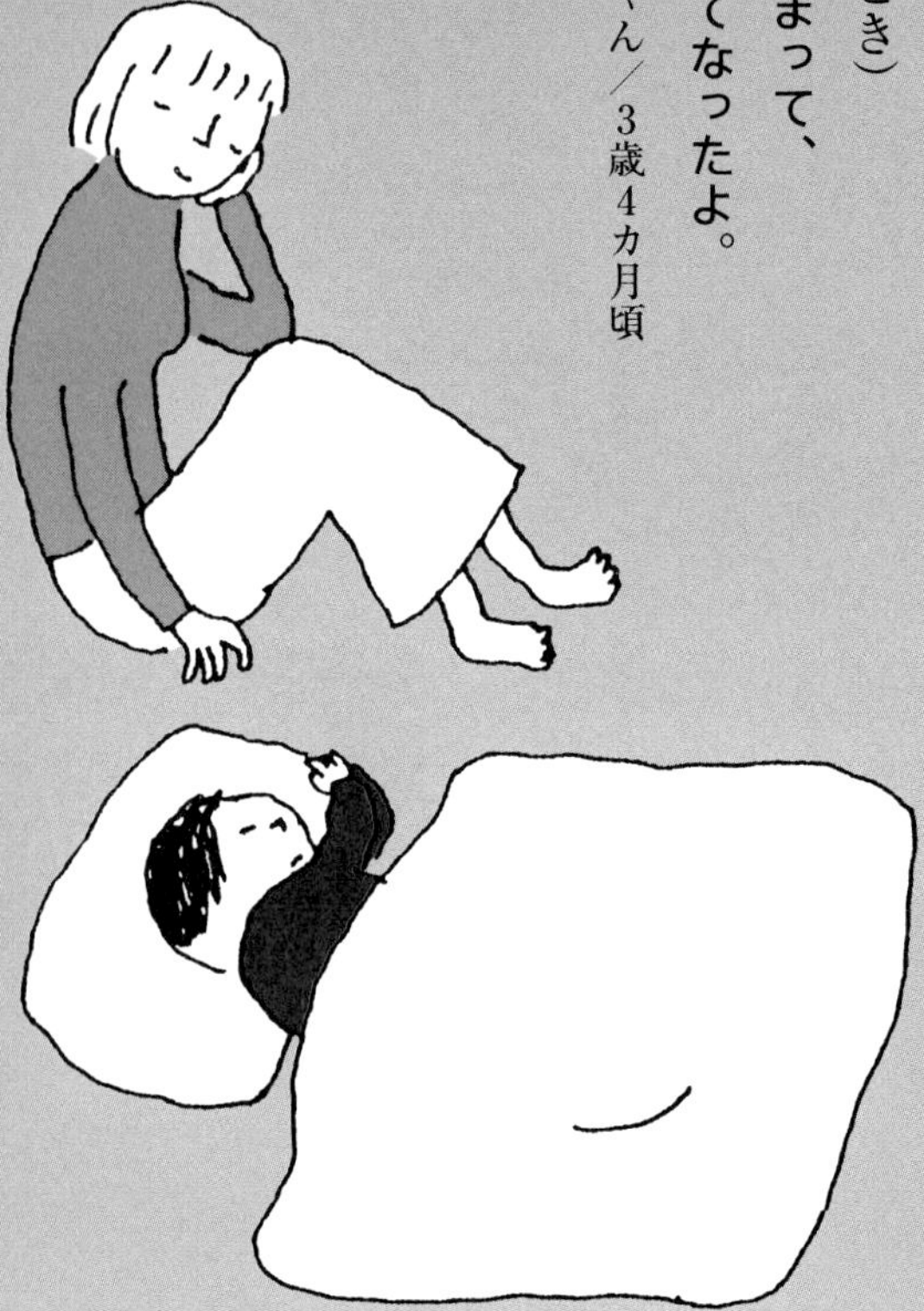

破水して2日後、陣痛促進剤で分娩しました。実際、胎便が出ていて羊水もにごっていました。のどにつまったのは、羊水を吸いだすためにのどに入れた管だと思います。

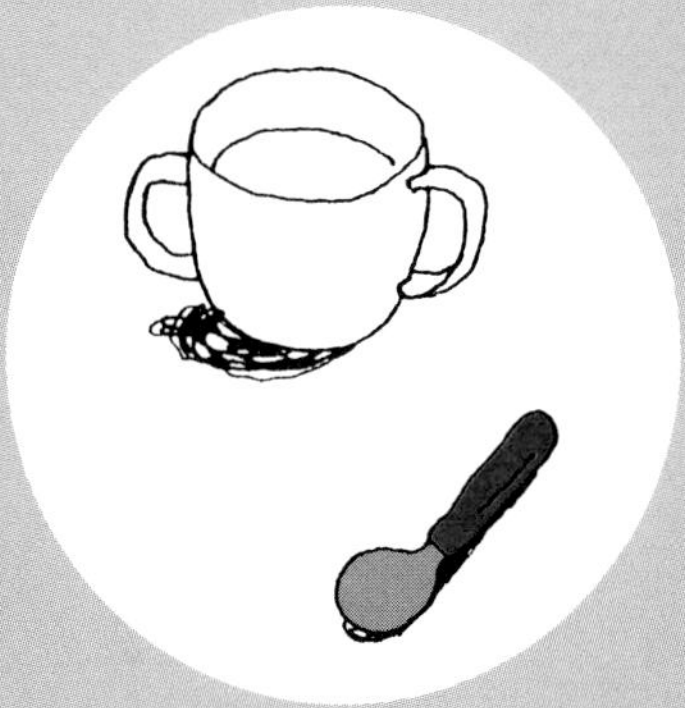

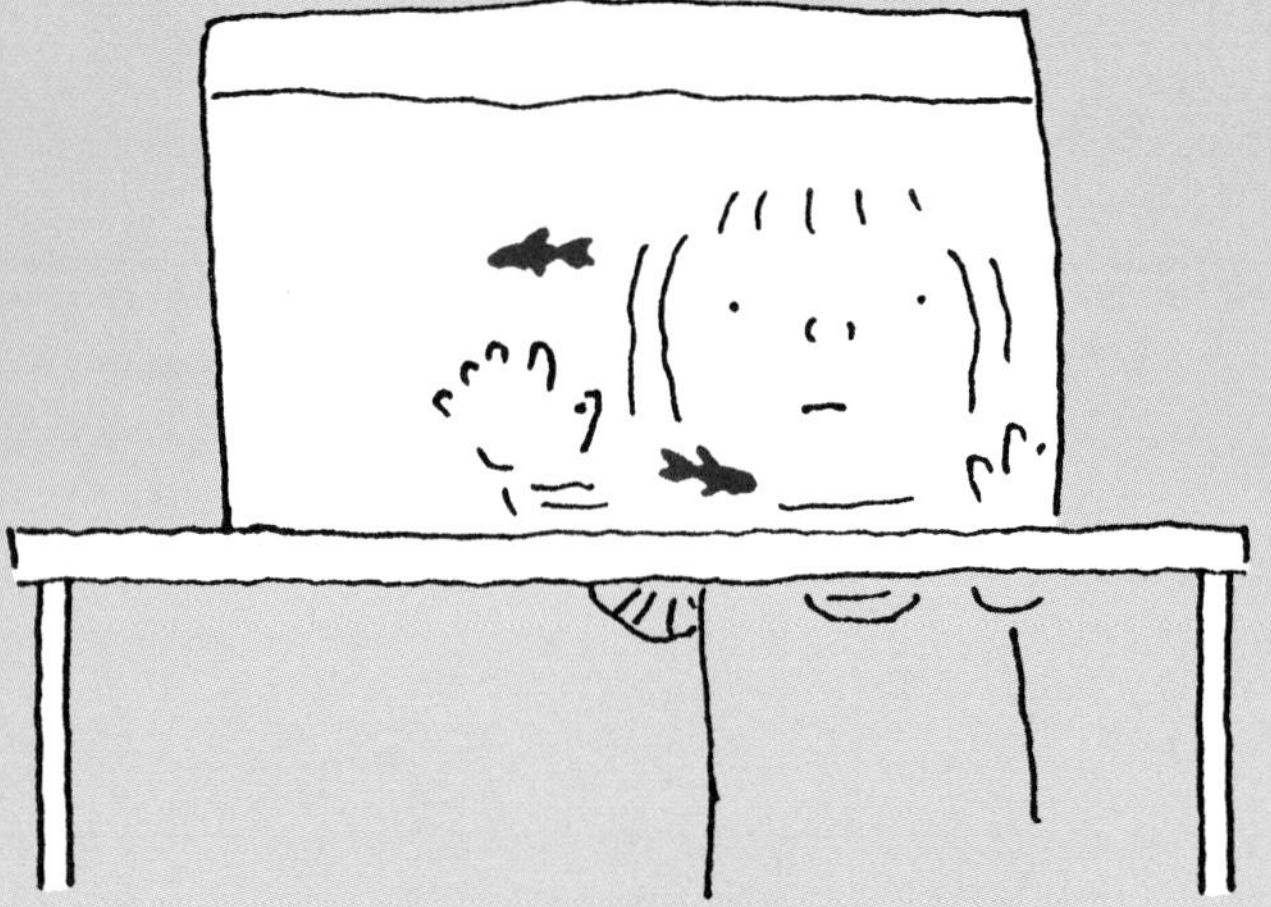

赤ちゃん、出てくるとき痛いかな？
ゆうさくは痛かったよ。

おなかの中は赤かったよ。
赤い車で遊んでたの。
おなかの赤ちゃんも
赤い車で遊んでるよ。
おなかに車おいてきたから。

吉田優作くん／3歳9カ月頃

今、第2子を妊娠中なのですが、一緒に産院のテレビで出産のビデオを見たあとの言葉です。おなかの赤ちゃんを心配しているようでした。よくおなかの赤ちゃんに話しかけたり、おなかをさすったりしてくれます。「今、赤ちゃん何してるの？」と聞くと、おなかをじっと見て、「お兄ちゃんって言ってるよ」とか「おどってるよ」「寝てるよ」などと答えます。

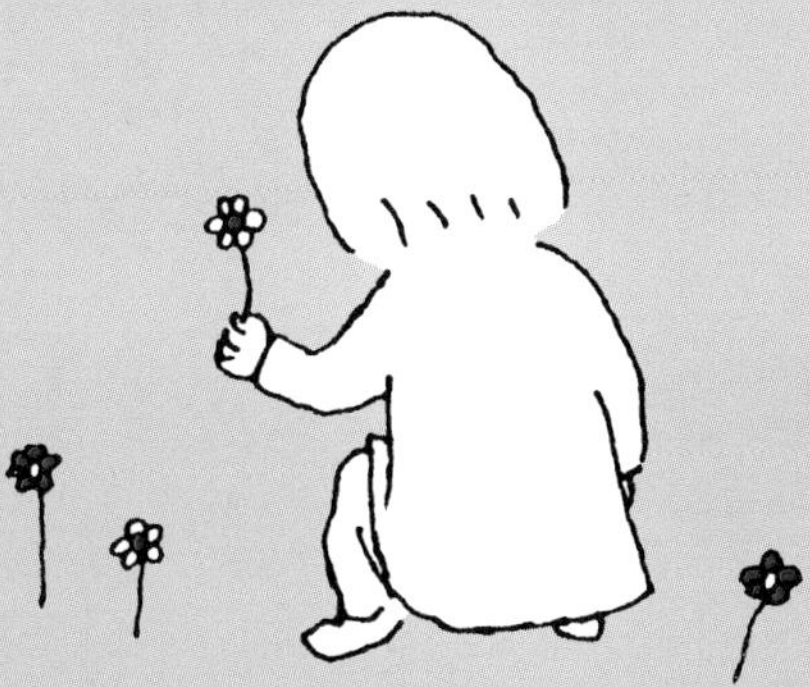

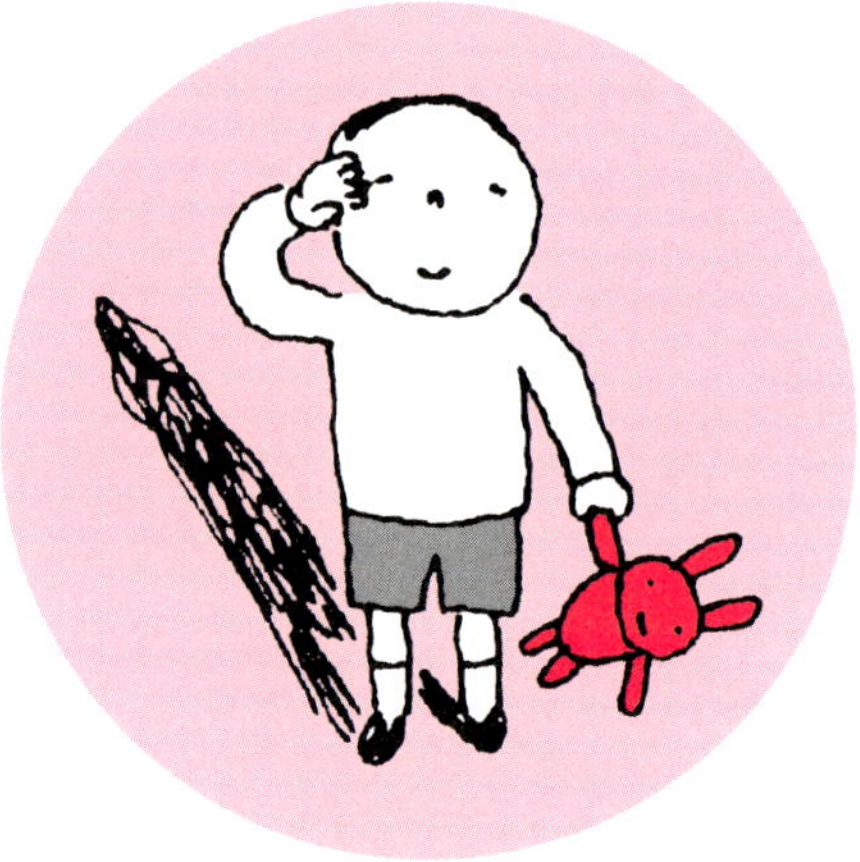

（おなかの中の様子を聞かれて）
暗かった
あったかい
ぷかぷか
とんとん

（生まれたときのことを聞かれて）
まぶしくて目が痛かった。

高橋慎之介くん／1歳8カ月頃

まだおしゃべりがあまり上手でない頃だったので、片言です。「とんとん」は音でしょうか？　お産した部屋は、無影灯があたりをランランと照らしていたので、まぶしかったんだと思います。

あっ、これ、こうへいくん、こうへいくん。
（おなかの中は明るいの？　暗いの？）
くらーい、くらーい、くらーい。
でも、こわないよー。

三橋康平くん／2歳8カ月頃

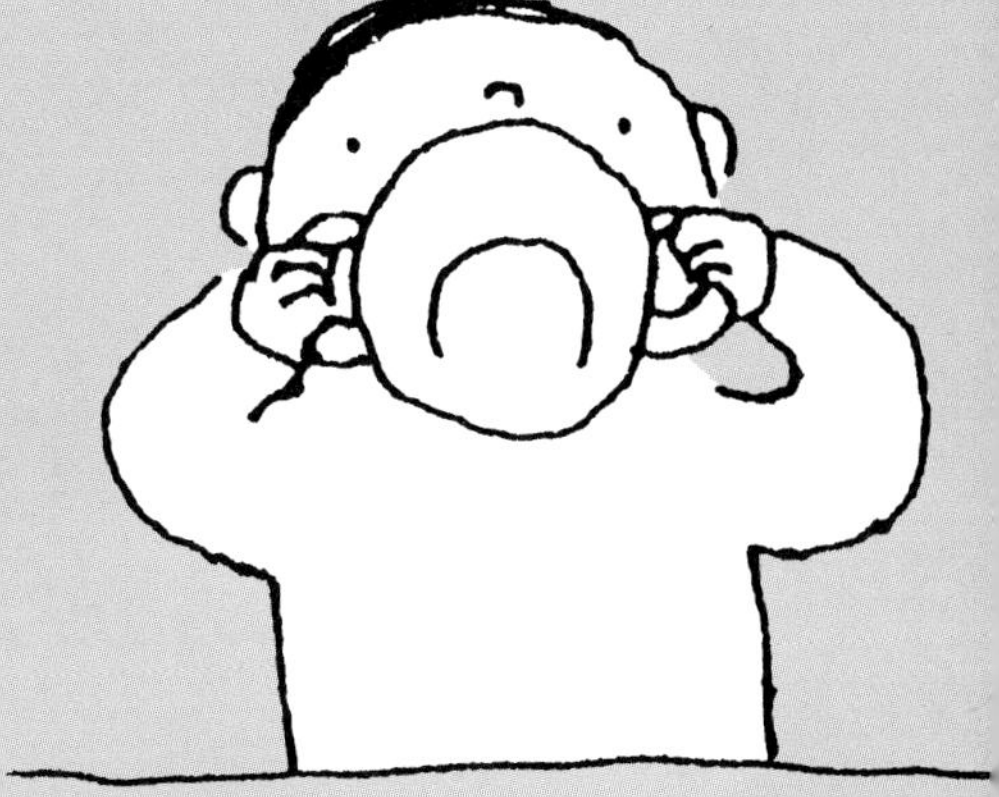

私が『人体・生命の誕生』という本をながめていると、その中の胎児の写真を指さして、自分から言ってきました。

最近（4歳）では、「ぼくは、おなかが熱くなったから生まれたんだ」というようなことを数回言いました。

ママ、あれおもしろかったね。
（何？）
むかしむかし、こわいテレビ見たじゃん。
（アンビリーバボー？）
ちがうよ。むかしむかし、じーじとばーばと見たじゃん。
（かずまも見た？）
かずまはママのおなかの中にいて聞いてたよ。

迎一馬くん／4歳頃

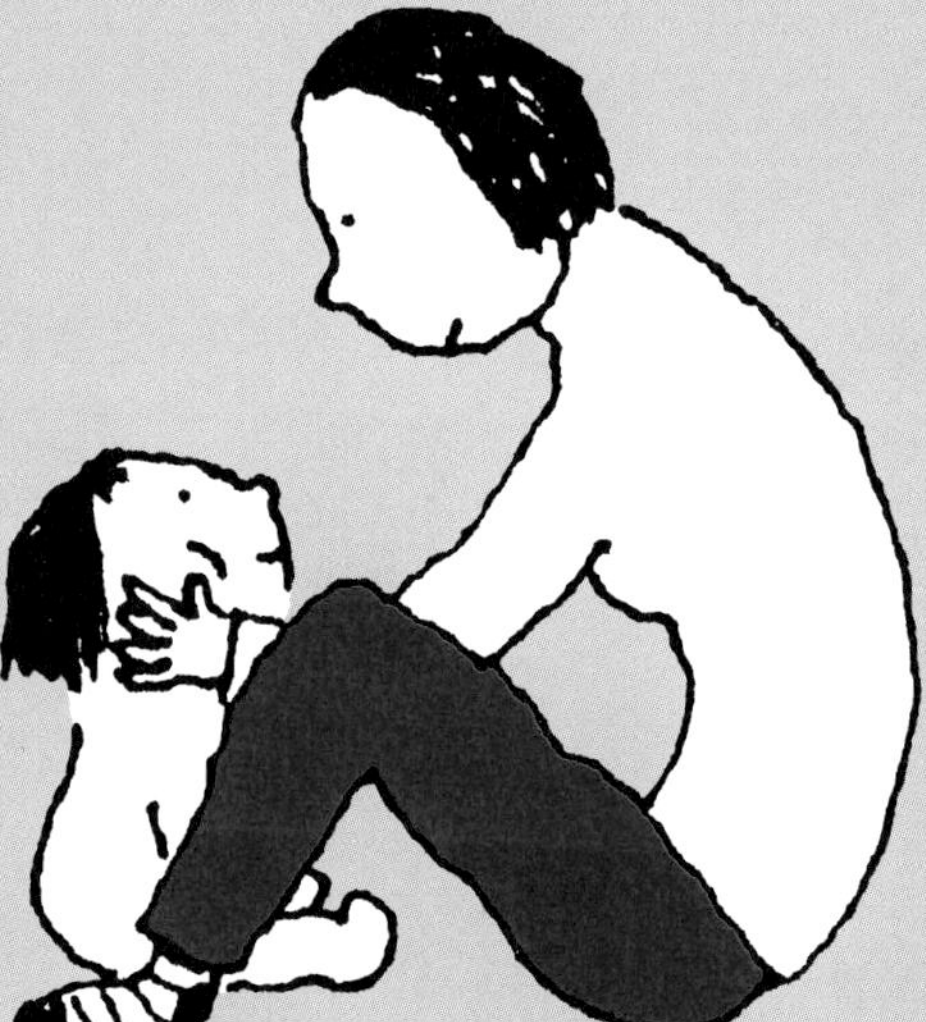

子どものほうから話しかけてきました。そういえば、妊娠中は、両親と一緒によくそういう番組を見ていました。

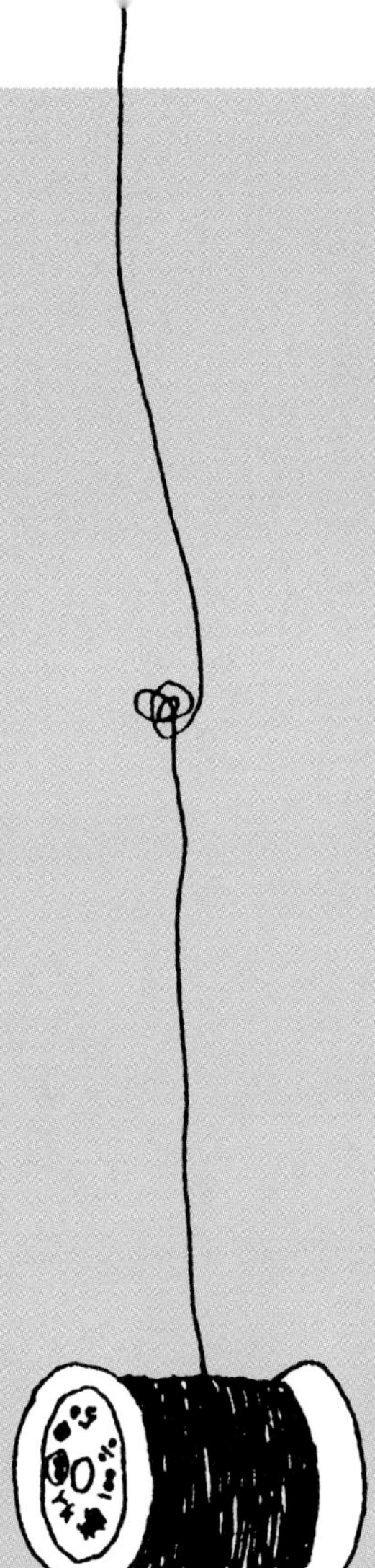

先生が、おいで、したの。
それで、はい、したの。
もう、こわくない。

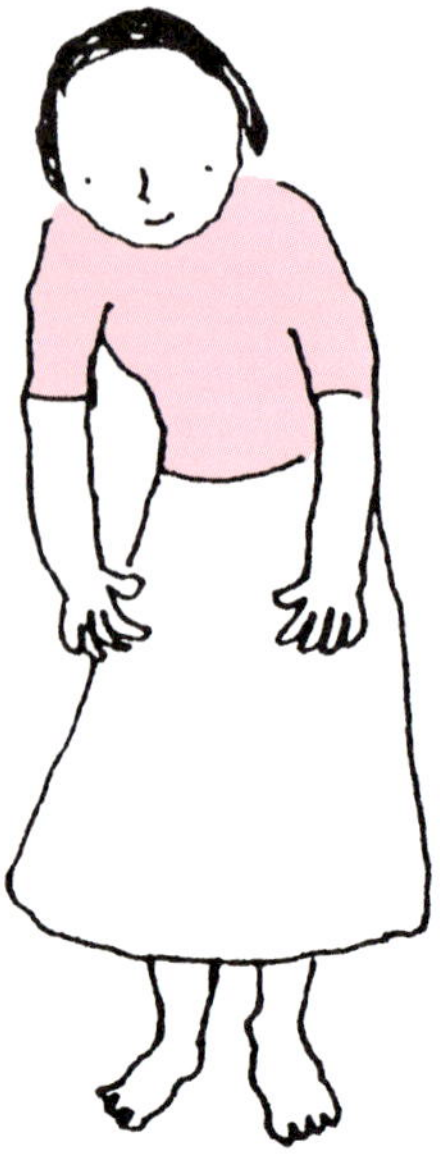

船場陸央くん／2歳2カ月頃

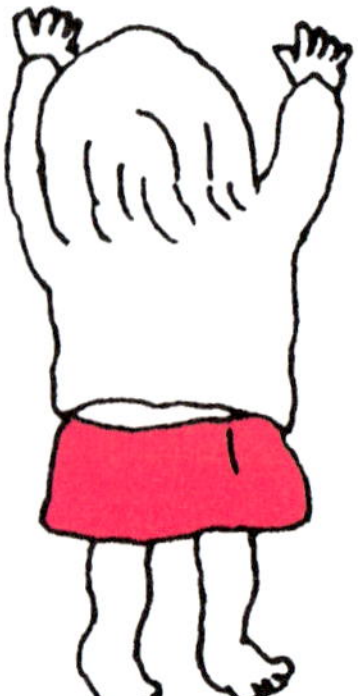

ある日、子どもが、妊娠中の定期健診のときに撮っていただいた超音波映像のビデオテープを、タンスの引き出しから引っ張り出してきました。「これ見るの！」とせがむので、つけてあげて、「おなかの中にいたときのこと覚えてる？」と聞いてみると、「うん。ぐるぐる回ってた」と答えました。

それから、何度もそのビデオを見たがり、数日後の朝、起きてすぐに言った言葉です。陣痛開始から出産まで4時間を切る超スピード出産だったので、子どもにはこわい体験だったのかもしれません。

（手足を縮めて）こうやってねんねしてたの。
暗かったけどちょっと明るかった。
あったかかった。
するーって出た。

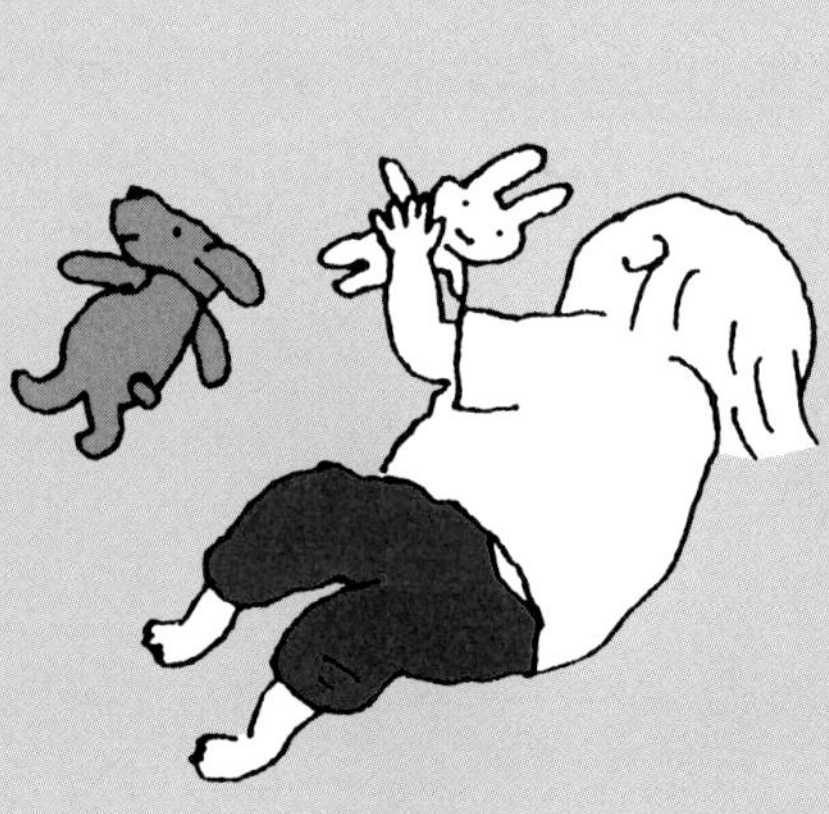

平見貴史くん／2歳頃

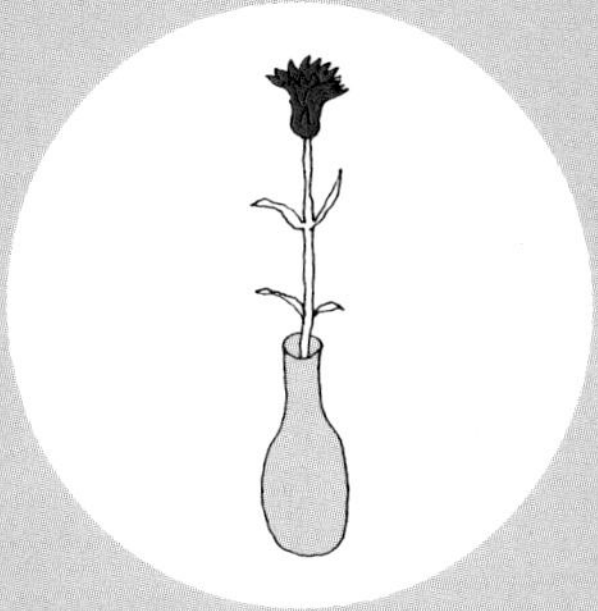

「明るかった？」「寒かった？」「どうやって出たの？」の問いに、ひとつひとつ考えながら話してくれました。生まれたあとのことは覚えていないようで、「泣いた？」の問いには、「たか、泣いたの？」と聞き返しました。ちなみに、４歳の今は全部忘れています。

あの緑色のヌルヌルのって冷たいんだよね。
ぼく、あれぬられるとビクッてしちゃったんだ。

斎藤慎太郎くん／3歳3カ月頃

今、第2子を妊娠中なのですが、定期健診に一緒に行って、緑色のゼリーをおなかにぬり、赤ちゃんの超音波映像を見ました。その翌日の言葉です。

ほかにも、「ドアをひとつひとつあけて出てきたんだ」と言ったり、赤ちゃんが逆子になると、教えてもいないのに、「ぼくは頭から出てきたよ」と言ったりします。

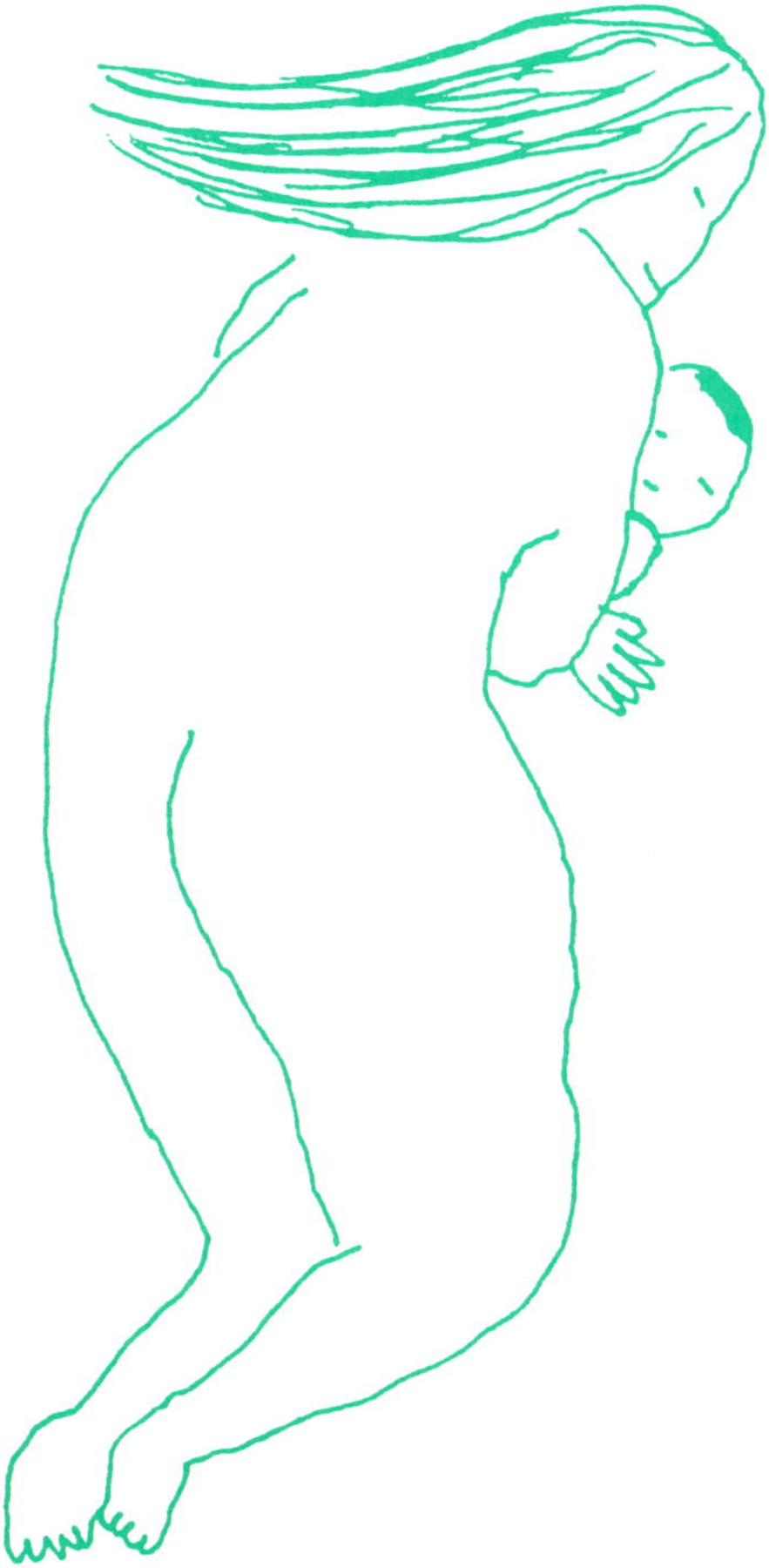

（生まれてくるとき）

こわくてドキドキした。

せまい黒い穴の中に落っこちるような感じがしたから。

なにか言いたかったけど、声が出なくて言えなかった。

杉本陽亮くん／5歳頃

やっとできた子で、うれしくて、おなかに向かってよく話しかけたり歌を歌ったりしていました。頭が大きくて出にくく、酸素吸入をしながら1時間いきんでようやく出てきました。

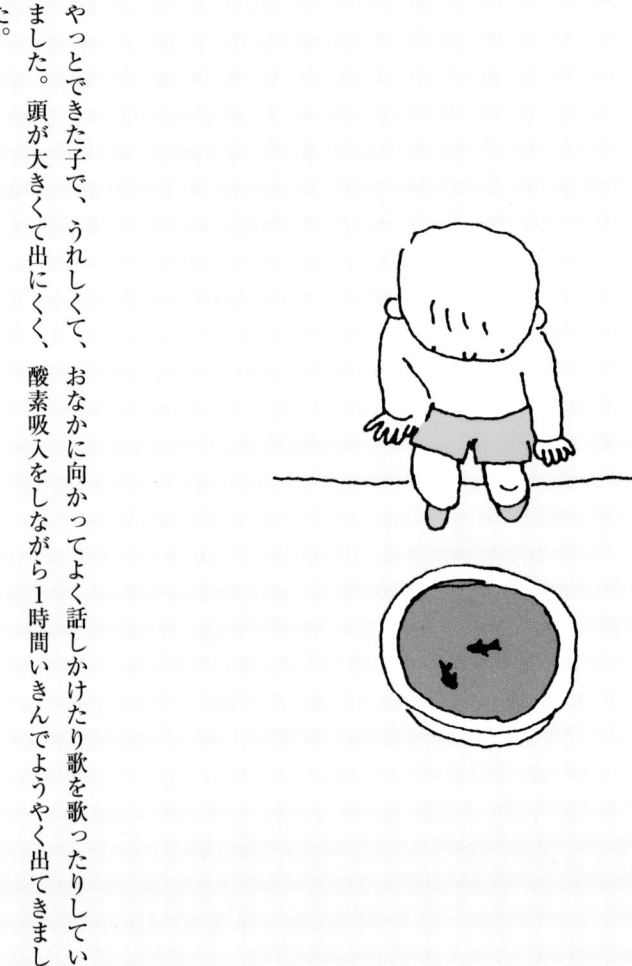

（ママのおなかにいたとき、どうだった？）
白くて気持ちよかった。
おふろに入ってた。
（出てきたときはどうだった？）
えーんえーんってね、言っちゃったの。

岡本彩奈ちゃん／2歳6カ月頃

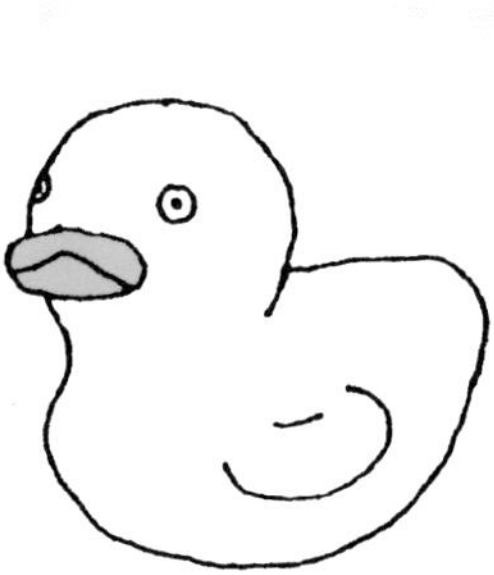

はじめて生まれたときのことを聞いたのは、1歳10カ月頃。そのときは、床にすわっておなかの上にのせるようにして抱っこしていたのですが、ずるずると下におりていき、それが生まれるときのことをあらわしているような気がしました。

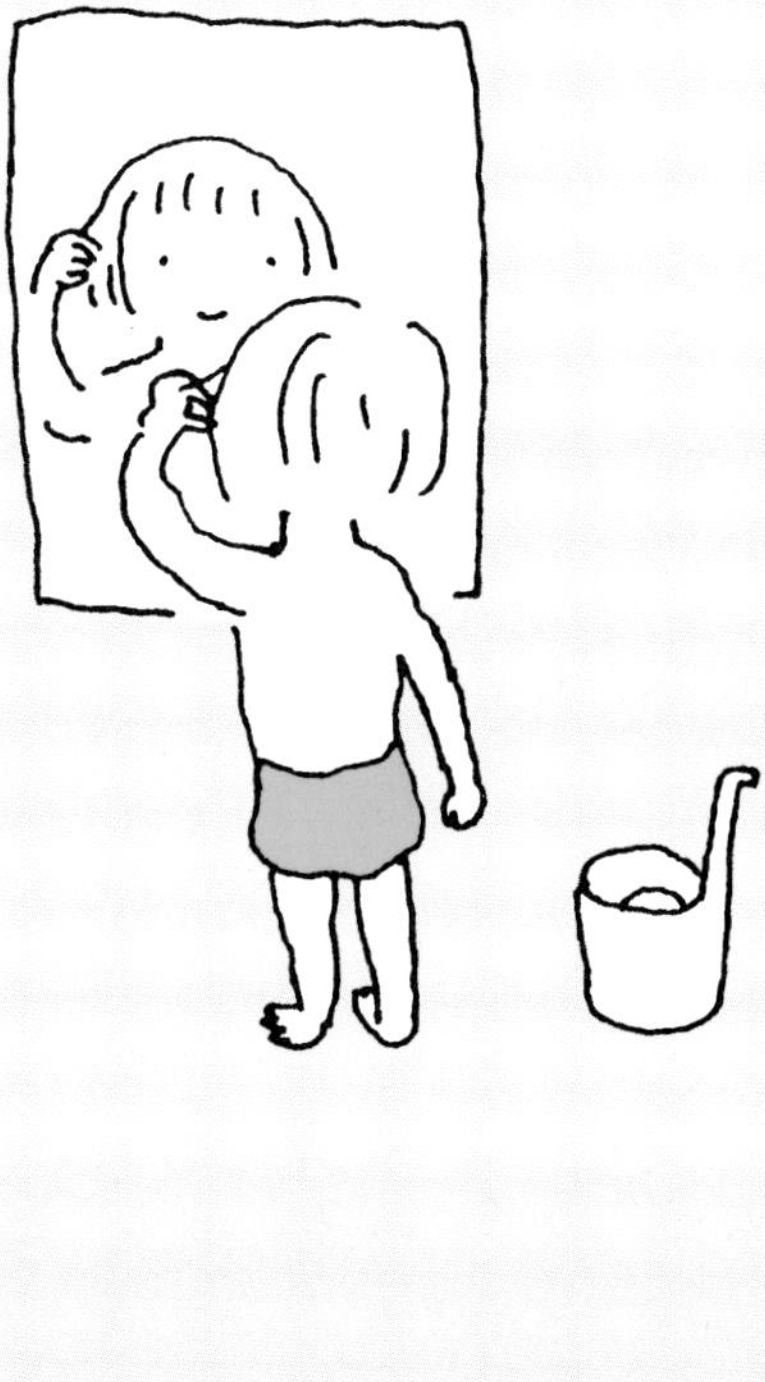

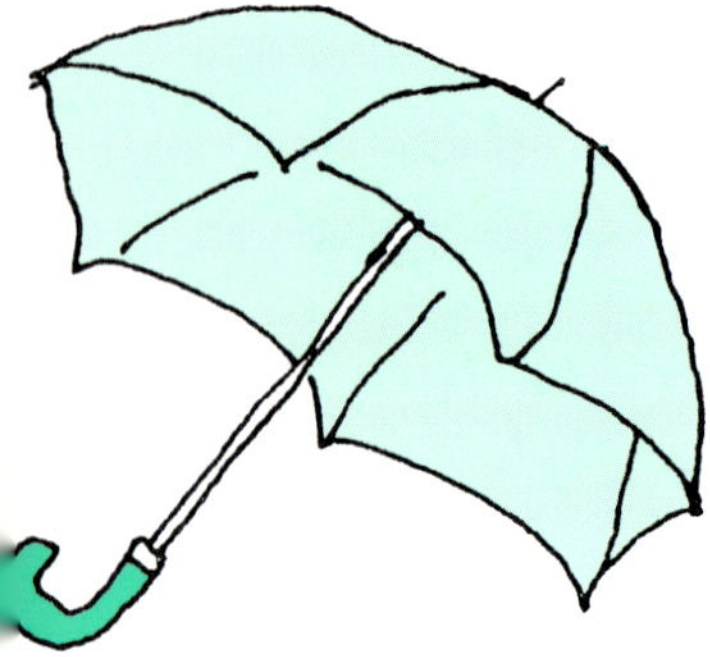

お母さんの声は聞こえたよ。
お父さんの声は聞こえなかった。

ひとりぼっちでさみしかった。
暗かった。
はやく出たかった。

緒方寛也くん／3歳頃

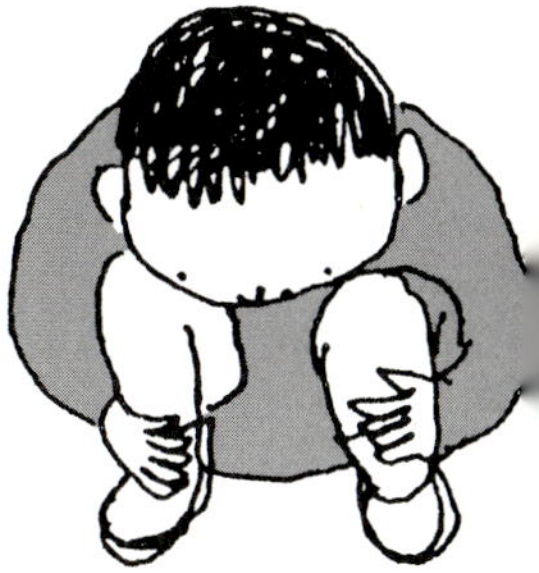

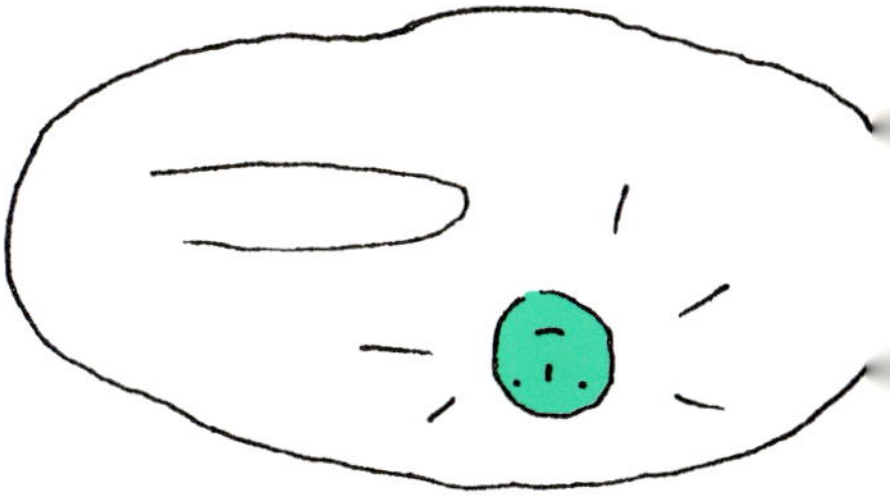

妊娠したときは、引っ越しをしたばかりで周囲に知り合いもいませんでした。夫とけんかも多く、そのうえ近所のマンション工事の騒音がひどくて頭が痛くなるほどで、不安な毎日でした。おなかに話しかけることもほとんどなく、夫はまったく話しかけてくれませんでした。

（ゆうちゃん、おなかの中のこと覚えてる？）
うん。
（暗かった？　明るかった？）
暗かった。
（あったかかった？　寒かった？）
寒かった。

（生まれたときのことは覚えてる？）
うん。
（どうだった？）
うーん……痛かった。
（そうだったの。どこが痛かったの？）
くびが痛かった。
（そうなの。ママも痛かったけど、

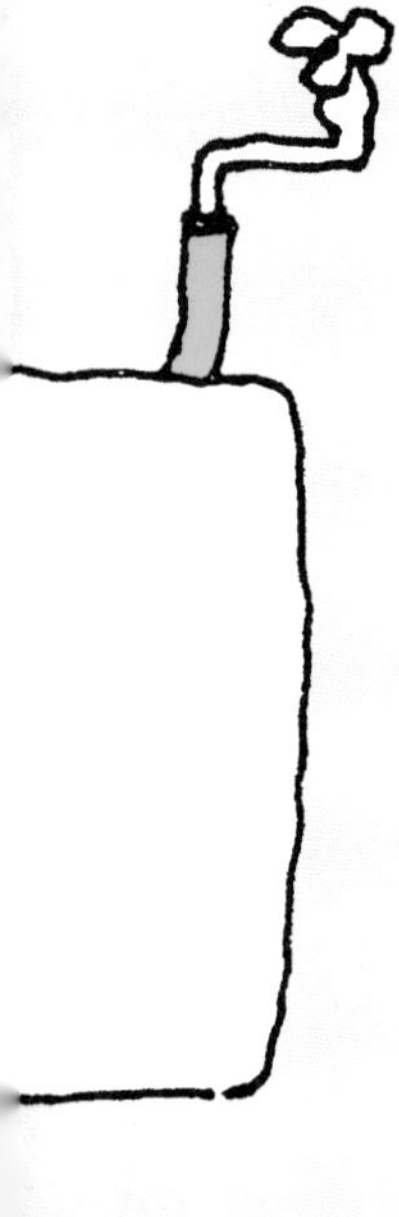

がんばれって言ったの聞こえた？）
うん。ママの声
いちばんよく聞こえたよ。

荻原ゆうきちゃん／2歳7カ月頃

娘と2人でお風呂に入ったときの会話です。出生体重3780gと大きく、看護婦さん2人におなかに乗って押してもらってようやく生まれました。もう少しがんばれなかったら帝王切開でした。本人も、出てくるのが大変で痛かったのだろうと思います。

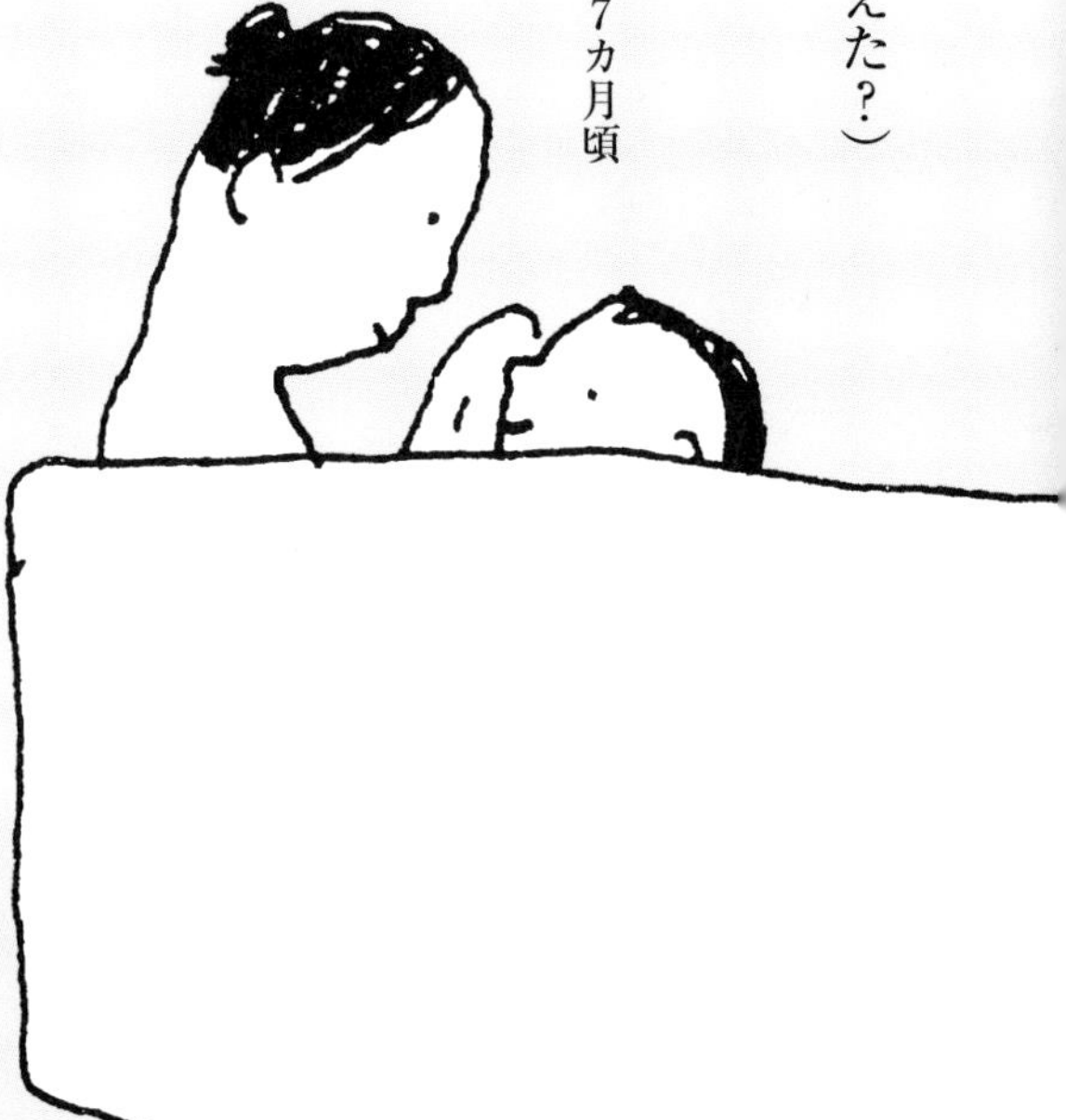

お母さんのおなかをポコンってけった。
早く出たかったのに、なかなか出らんなかった。
苦しかった。
まぶしかった。

中山健太郎くん／3歳頃

予定日を9日も過ぎての出産。陣痛促進剤を使用し、丸一日かかり、吸引分娩でやっと出てきました。

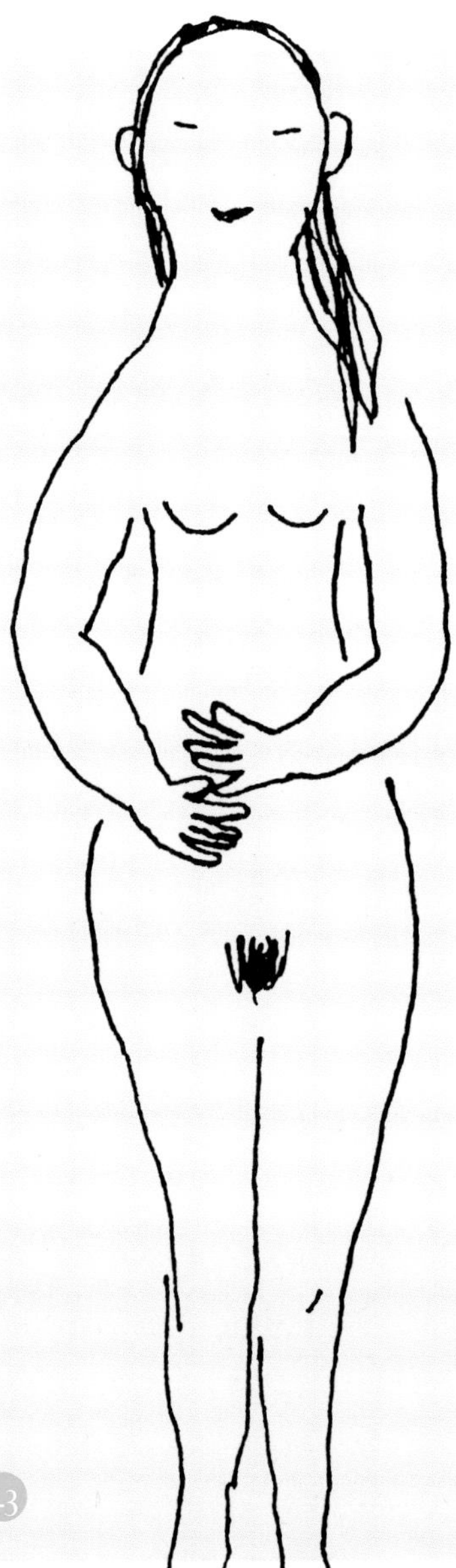

おなかの中は気持ちよかった。
赤かった。
あったかかった。
いっぱい眠ってた。

生まれるときは苦しかった。
出てきて寒かった。
さいしょに
お医者さんが見えた。

吉田レオンくん／2歳6カ月頃

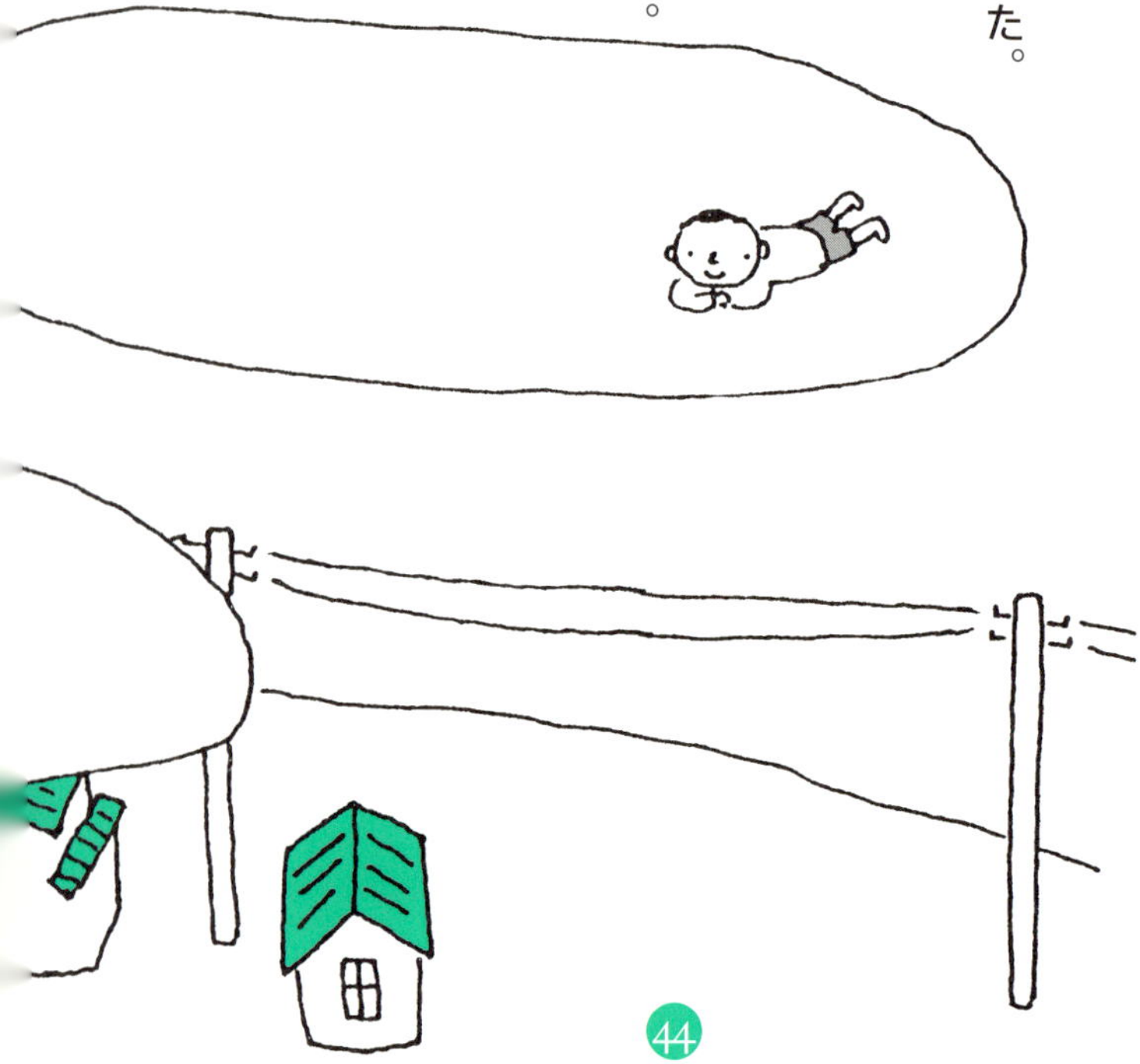

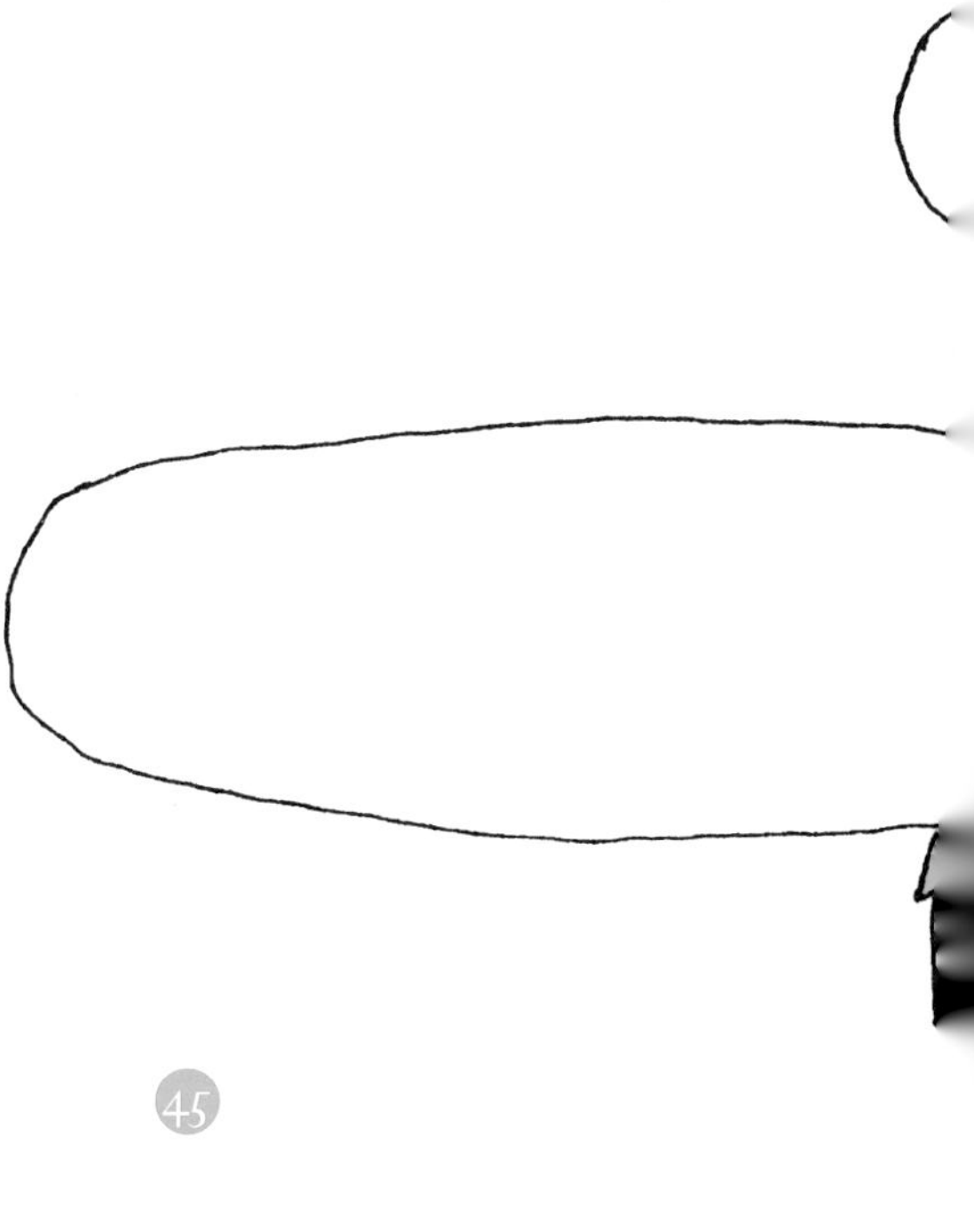

1歳半から2歳半ぐらいまでの間は、おなかの中のこと、生まれたときのことをよく話してくれました。骨盤がせまくて、子宮口がなかなか開かず、時間がかかって大変なお産でした。

第2子が生まれたときには、「空から2人で一緒にお母さんのことを見ていて、ぼくが先に行くねと言って、来たんだよ」と話してくれました。

（ママのおなかの中はどうだった？）

あのね、白いのが、こーんなふうにあったんだよ。

清水ひろかずくん／3歳4カ月頃

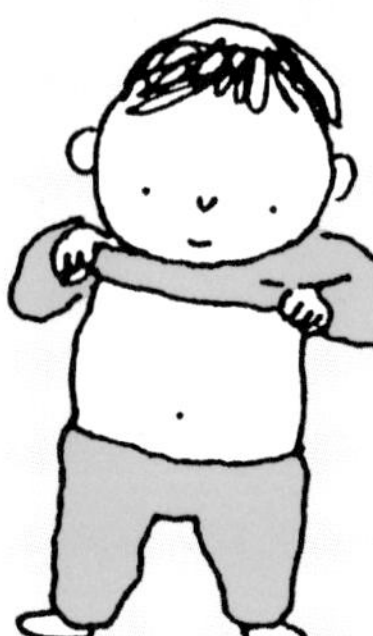

答えながら、自分のおへそから手をぐーっと伸ばしました。

「赤ちゃんって、口の中にストローくわえて、お母さんのおへそとつながっていて、赤ちゃんのおへそをちょきんとすると出てくるんだよね」などと言うので、びっくりします。

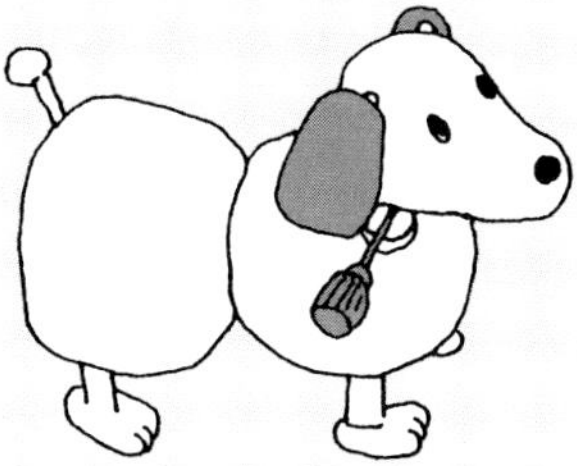

おなかの中ねー、楽しかった。
うれしかった。
ときどきうるさかった。

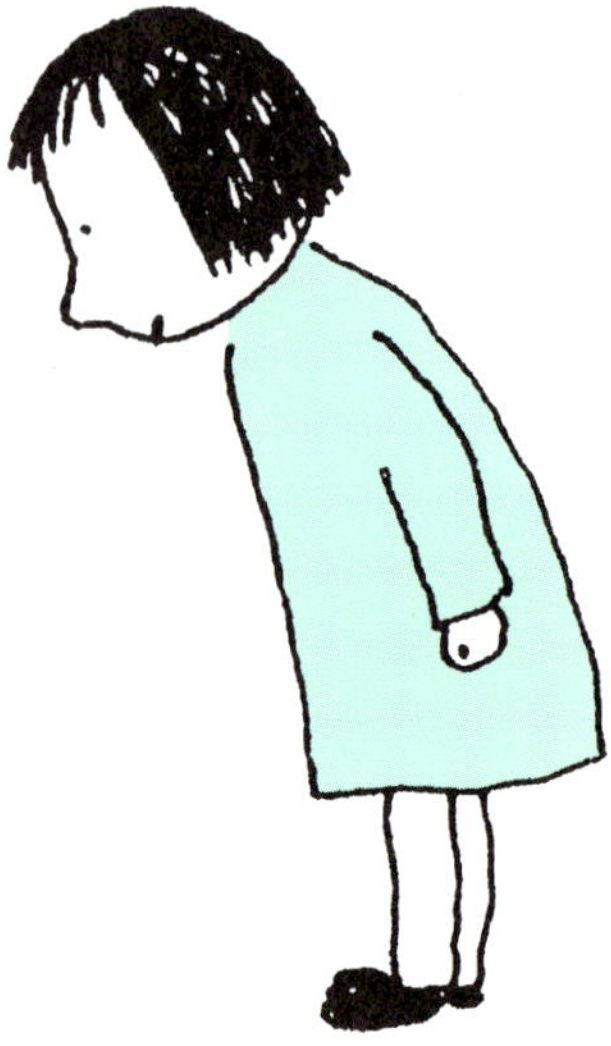

山本啓太くん／2歳10カ月頃

この子を妊娠中に仕事を辞めたので、気分は晴れ晴れ。お兄ちゃん2人を連れて、映画やコンサートなどあちこちに出かけ、マタニティーライフを思う存分満喫しました。3人兄弟の中で、妊娠中もっとも安定していたように思います。ときどき兄弟げんかをしていたので、それがうるさかったのかもしれません。

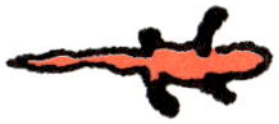

パパとママの声、聞こえたよ。
パパが、ぞうさん、うたってた。
(おなかから出たら)
明るくてまぶしかった。
人がいっぱいいいて、パパもいいた。

松岡美月ちゃん／3歳6カ月頃

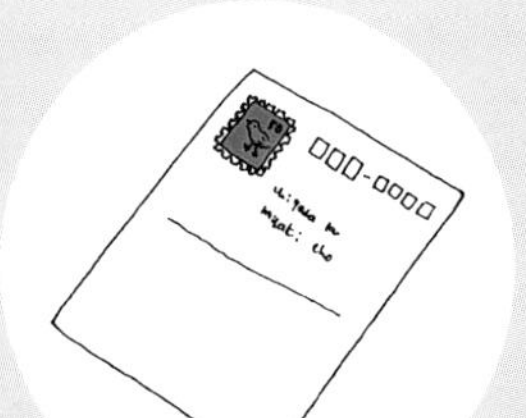

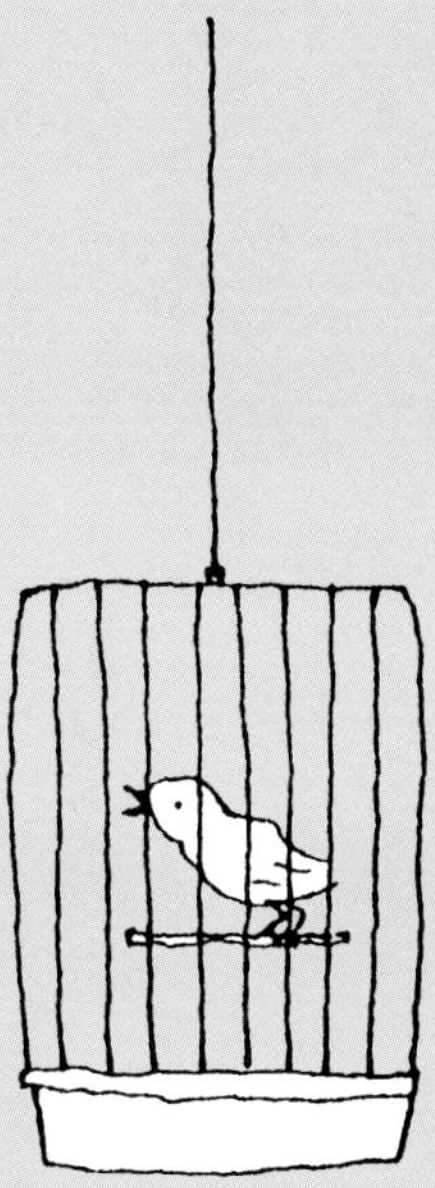

夫は大の音楽好きで楽器も何でもこなします。妊娠中はおなかに向かって、よく歌を歌ったり、ハーモニカを吹いたりしてくれました。そのためか、父娘は大の仲良しです。

ここ、しってるよ。
おへその穴から見てたもん。

赤木里梨子ちゃん／4歳頃

妊娠中に何度か散歩に行った公園に、出産後初めて行ったときの言葉です。つい最近のことなのですが、今は、そんなことを言ったことさえ覚えていないようです。

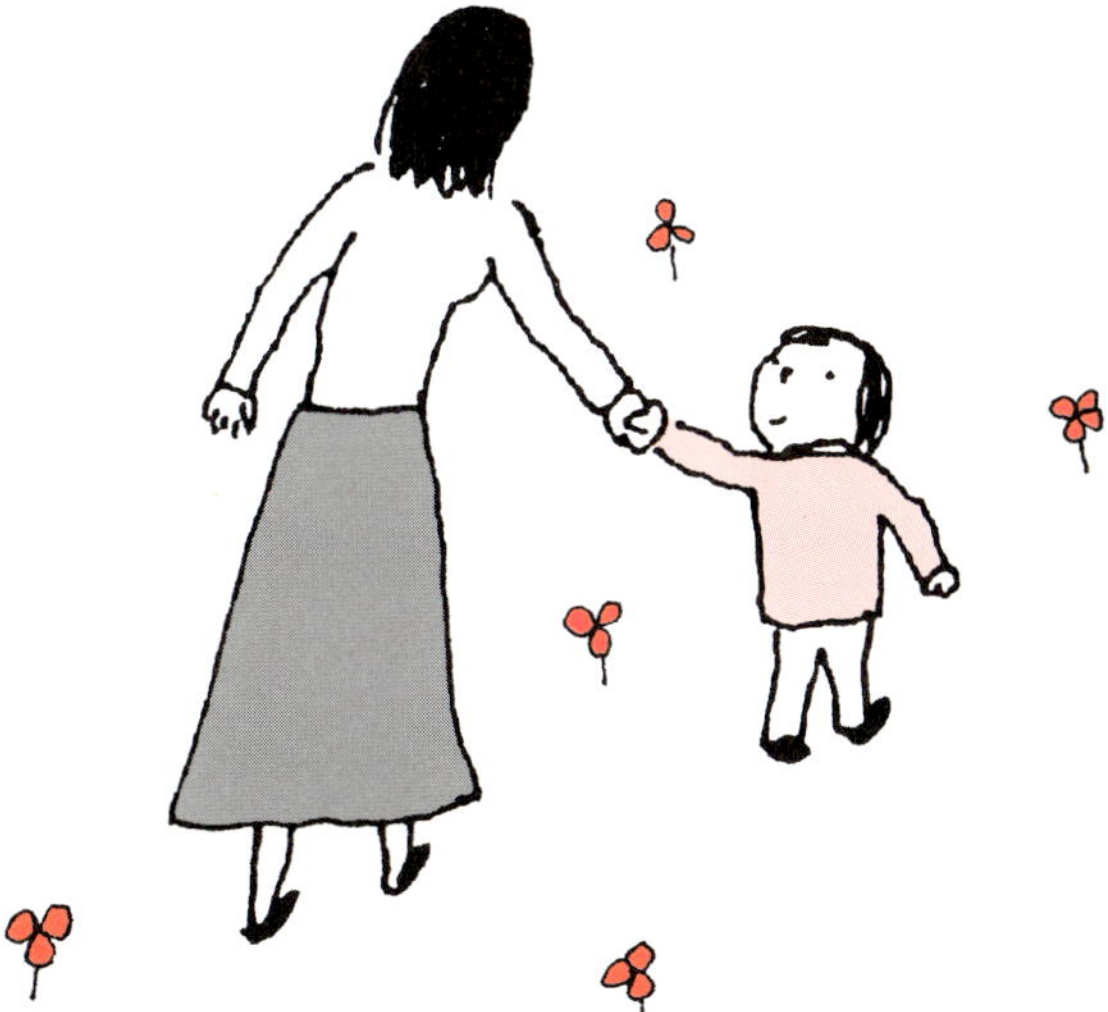

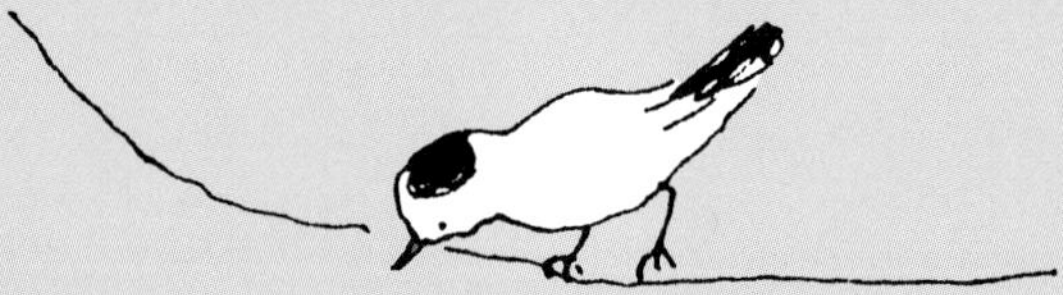

（生まれたときのこと覚えてる？）
うん。ジャバッとおしっこしたんよ。
（おなかの中で何してたの？）
ねてた。
（おなかに入る前は何してたの？）
遊んでた。
（何して遊んでたの？）
とんだりはねたりしてた。

渡辺裕己くん／4歳8カ月頃

「おしっこした」は破水のことだと思います。実際に「ジャバッ」と音がしました。

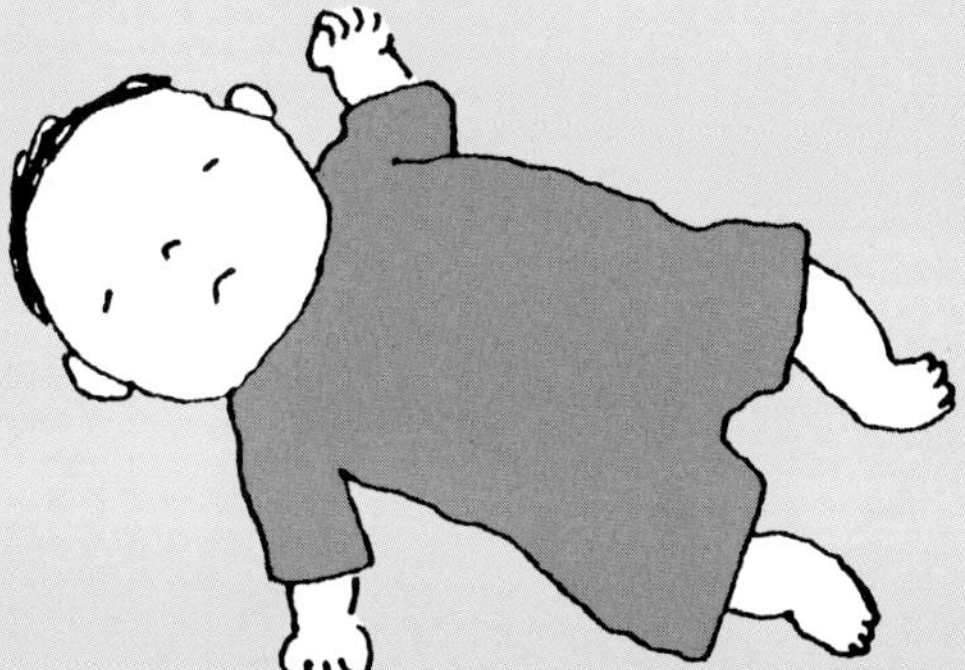

（ママのおなかにいたときのこと覚えてる？）

うん、ここ。

ここ、ここ！

小河原美波ちゃん／1歳10カ月頃

私の後ろに回り、スカートをまくりあげて、「ここ、ここ」と言いながら、まさに〝生まれ出たところ〃を指差しました。まだ2歳にもなっていないのに、何度聞いても同じことをくり返すので、本当にわかっているようでドキッとしました。

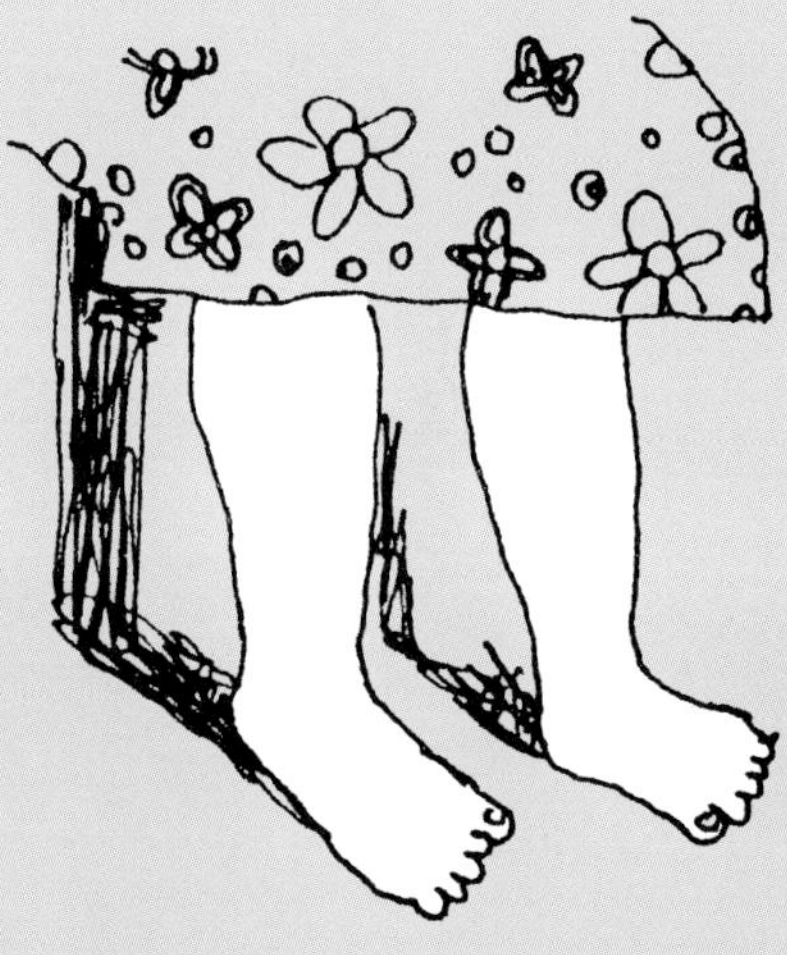

おなかの中でいつもおどっていたんだよ。
あー、ママのおなかにもどりたいなー。

鈴木大樹くん／3歳頃

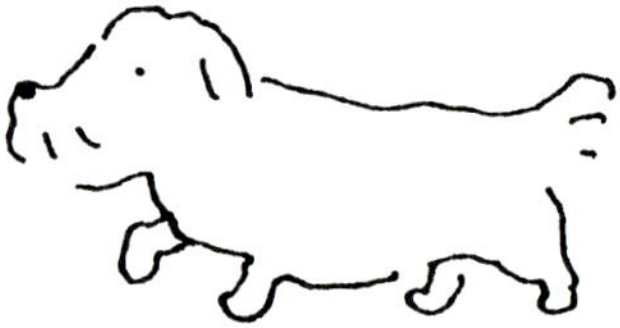

胎動の激しい子でした。早産気味だったのですが、結果的にほとんど予定日に生まれました。よほど楽しくて居心地がよかったんでしょうか。

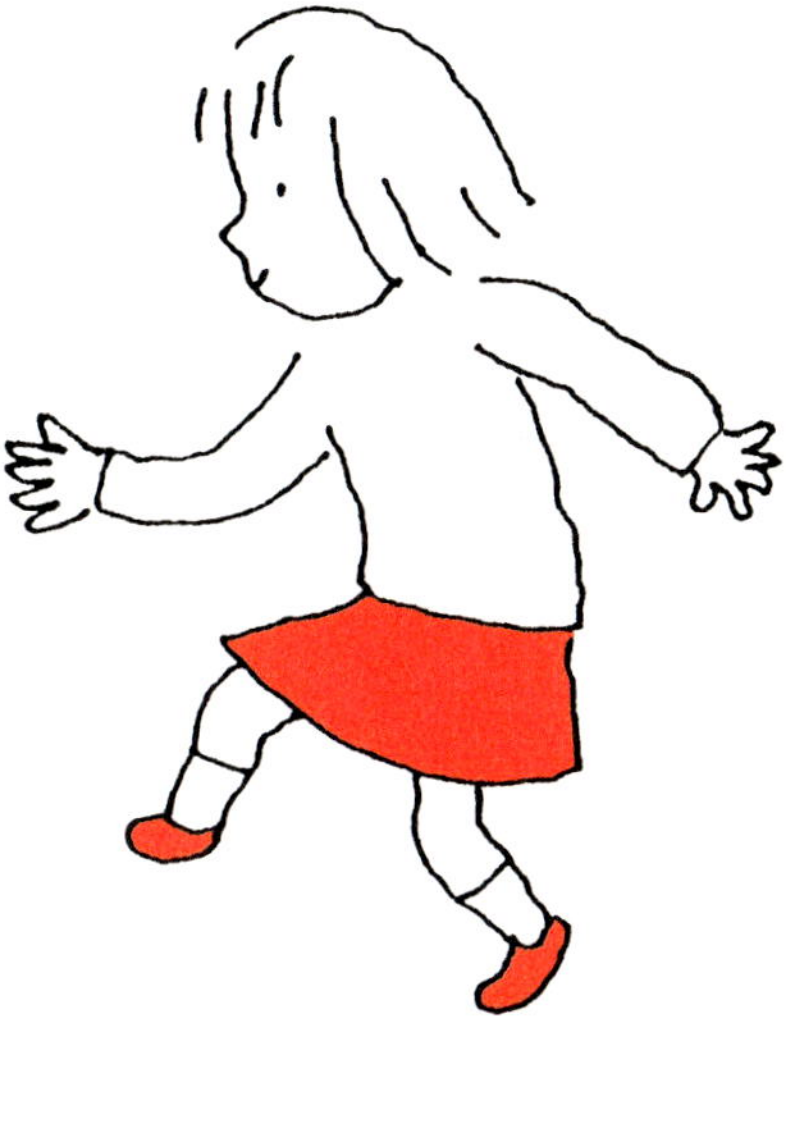

番外編ですが、アンケートには、〝おなかの赤ちゃんが見える子ども〟の話を書いてくださった方が何人もいらして、驚かされました。「上の子がおなかの中が見えると言った」「妊娠や流産に気づいた」などです。おなかの中から外を見たり感じたりできるなら、外からおなかの中も見たり感じたりできるのかもしれません。（池川）

妊娠しているなど思いもよらない日のことです。向こうから来た人が私にぶつかったときに、子どもが「ママ、赤ちゃん、だいじょうぶ？」と言いました。びっくりして「ママのおなかに赤ちゃんいるの？」と聞くと、「うん。女の子だよ」と言っておなかをなでてました。

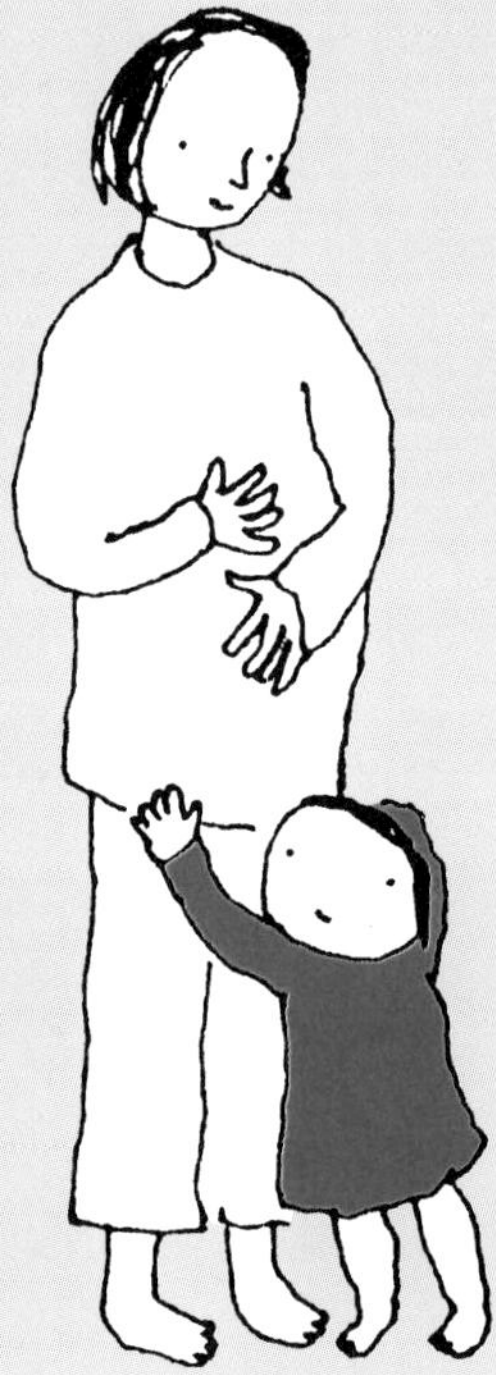

数日後、調べてみたら、本当に妊娠していました。生まれた子は男の子でしたけど。

清水ひろかずくん／3歳4カ月頃

2人目を流産したとき、私が気づく前に、娘が「おなかの赤ちゃん、もういないよ」と言いました。

今、また妊娠中なのですが、「おなかの赤ちゃん、今おそうじしてるよ」と言います。いつ聞いても「おそうじ！」ばかりなのですが……。

板尾亜美ちゃん／2歳6カ月頃

妊娠中、職場の保育園で、2～3歳の女の子たちがおなかに顔をつけてのぞきこむようにしていたことが何度かありました。

「赤ちゃんいたよ。女の子だよ」「耳をおなかにつけておしゃべりしているよ」「笑っているよ」などと口々に言っていました。

本当に女の子が生まれました。

小橋美登貴さん／保母

赤ちゃんはお話ししたがっている

あとがきに代えて

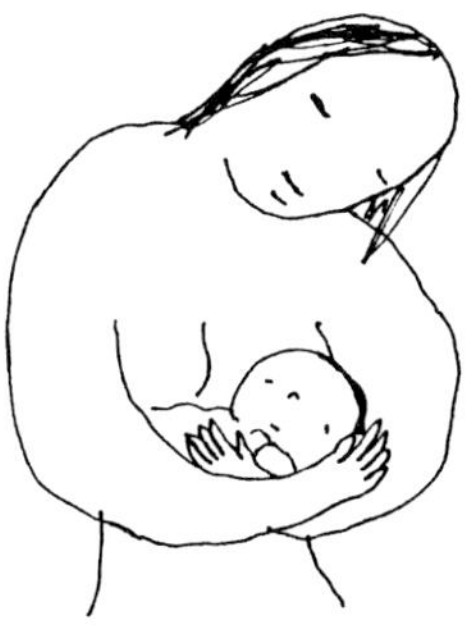

「お産」で中断されない子育てを

「産科医がかかわらなくては、子育てはよくならない」

今思えば、ある人のこの一言が、産科医としての私の一大転機でした。

その意味がよくわからないながらもずっと頭にこびりついていた私は、ある日、井深大氏の著書と出会いました。

井深氏は、おなかの中にいるときからお母さんと赤ちゃんの絆づくりは始まっている、妊娠中から誕生、その後までをひと続きとして考え、働きかけをしていくことが子育てにはとても大切なんだ、とおっしゃっています。

ところが、ひと続きとして考えるべき母子の関係が、実際は、誕生の瞬間である「お産」で断ち切られていたのです。現在はほとんどの人が病院・医院でお産をしていますが、そこは「生命」の現場です。「母子の絆」や「子育て」のことを考える視点や余裕は、今までほとんどありませんでした。

私自身、それまでは「お産を無事にすませる」ということでせいいっぱいでした。お産が終わってホッとすることはあっても、喜びを感じることはあまりありませんでした。異常がないように、ということに気をつかいすぎるあまり、お産がその子の人生にとってはかり知れない意味をもっている、という事実を見落としていたのです。

親子の絆を断ち切らないお産――それが新たな私のテーマとなりました。

その頃、「カンガルーケア(ハグとも言います)」という取り組みが紹介されました。

これは、赤ちゃんが生まれたら、何よりも先にお母さんに、肌と肌を合わせて抱っこしてもらうという方法です。服の中に赤ちゃんを入れる格好がカンガルーの親子のようなので、この名がつきました。

それまでは、お産後間もなく母子は別々になっていました。赤ちゃんの体をきれいにしたり、お母さんの処置をするということが優先されていたからなのですが、それよりも、誕生直後の大事な時間を肌を合わせて一緒に過ごしたほうが、お母さんにも赤ちゃんにも双方にとっていい、ということが言われだしたのです。

生まれたばかりの赤ちゃんは、お母さんとの肌の触れ合いで、とても気持ちが安らぎます。体温の低下を防ぐというメリットもあります。お母さんも気持ちが安定し、赤ちゃんに愛着がわいてきます。その後の子育てにとてもいい影響があるのです。

さっそく私の産院でも取り入れてみました。

お母さんに抱っこされると、泣いていた赤ちゃんはほとんどすぐに泣きやんで、じつにいい表情をするのです。

お母さんも、赤ちゃんがどんな顔なのか、どんな体なのか、自分で見てさわって確かめながら、本当にいとおしそうに赤ちゃんを抱っこしています。お産の満足度もアップしました。よかったよかった。これで大丈夫、と思っていました。

赤ちゃんを抱きしめられないお母さん

ところが、困ったことが起きました。たてつづけに数人のお母さんが「疲れた」という理由で、抱っこを拒否したのです。

それまではなんとなく、女性はお産でお母さんになるものだ、すぐ赤ちゃんを抱っこできるものだと思っていました。でも、お母さんになるということは、そう簡単なことではなかったんですね。

さて困ったぞ。生まれてから急にお母さんになれ、と言っても無理なんだ。では、妊娠中からお母さんになる練習をすればいいのではないか――こんなふうに考えました。

そこで、おなかの赤ちゃんへの話しかけをすすめてみました。しかし、みなさん、話しかけがいいと頭ではわかっていても、「実際にはなかなか」という感じでした。おなかの赤ちゃんをイメージするのがむずかしかったり、ひとり相撲に思えてばからしくなっちゃったりするんですね。

さて、どうしたものか――。

そのころ、1冊の本に出会い、その解決法が見えてきました。胎内記憶について書かれた、デーヴィッド・チェンバレン著『誕生を記憶する子どもたち』(春秋社)です。

胎内記憶については、１００年以上前から世界中で知られていますが、まともに取り上げられたことはありませんでした。おなかの中の状態は直接見ることができず、赤ちゃんの状態を知る術がなかったからです。

１９６０年代になると、医療技術の発達により、おなかの中の状態を直接知ることができるようになってきました。そして、おなかの中の赤ちゃんの様子が、いろいろとわかってきたのです。

『誕生を記憶する子どもたち』には、胎児がいかに能力を有しているか、科学的なデータをもとに書かれています。胎児の記憶や生まれたときの記憶にも触れられています。

そうか、おなかの中で赤ちゃんは意識があり、すでにいろいろ見たり聞いたりしているんだ。そういうことがわかれば、お母さんたちも赤ちゃんをイメージしやすくなる。赤ちゃんは聞こえているんだとわかれば、話しかけやすくなるのではないかな――。

調査をしてみてわかったこと

「こういう話があるらしいよ」と病院のスタッフに話したところ、「甥が記憶を話したことがある」という人が出てきました。こんな身近にあった、ということに驚きました。そこで、一度きちんと調査してみようと思いたったわけです。

その結果、「はじめに」でも述べたように、胎内での記憶は53％（79人中42人）、生まれたときの記憶は41％（79人中32人）の子がもっていたという回答が得られました。

おなかの中の記憶について、なかには「本当なの？」と言う人もいらっしゃいます。「テレビで見たんじゃないか」とか「大人の会話から知ったんじゃないか」とか。

たしかに、すべてが真実とは言えないかもしれません。

でも、子どもたちは、一般的なことばかりを話すわけではありません。お母さんしか知らないようなこと、お母さんさえ忘れていたような個人的なことも口にします。そんなことから考えると、記憶がある子はいる、と言っていいのではないかと思います。

具体的にはどういう記憶が多いかというと、胎内では色や明るさ、温感、胎動に関するものが多いようです。

また、生まれたときの記憶は、安産より、難産の子のほうが記憶を話すことが多いようです。これは、難産で苦しかったことを話すことによって、お母さんに共感してもらいたい、いやされたいからではないか、と私は考えています。

この調査をもとに、「ほら、赤ちゃんはおなかの中にいるときからすでにいろいろ見たり聞いたり、感じたりしているんですよ」と話をすると、妊婦さんの意識が格段に変わってきました。話しかけもスムーズにできるようになってきました。

ハグを拒否する方もいなくなりました。ハグしながら、「生まれてきてくれてありがとう」「かわいいね」などと、自然に声をかけてあげる方も多くなりました。お母さんにハグしてもらいながら声もかけてもらうと、赤ちゃんはじつにいい顔になります。なかには、「ん、ん」と声を出してうなずく子もいます。お父さんと顔を合わせてほほえむ子もいます。

お産後も、みなさん「子育てが楽しい」とおっしゃるようになりました。子どもとの結びつきを深く感じることができるように、目に見えて変わってきたのです。

アンケートの結果は、産科医としても、大いに考えさせられるものでした。胎内での記憶があるのなら、おなかの中からすでに人生は始まっているといえます。これまでは、大人の世界観でのみお産にあたっていましたが、赤ちゃんの人格形成への影響など、お産のあり方を根本から見直す必要があるのかもしれません。

赤ちゃんはお話ししたがっている

おなかの中にいるときから意識があるなら、話しかければ、話しかけられたことがわかるはずです。ひとりぼっちじゃない、お母さんが、あるいはお父さんが、自分のことを気にかけてくれている、とわかるはずです。

おとなだって、だれかが自分のことを気にかけてくれている、ということほど、心強く、うれしいことはないと思います。ましてや赤ちゃんならなおさらです。

ぜひ、「そこに赤ちゃんがいることを知っているよ」というメッセージを伝えてあげてください。赤ちゃんはきっと、たくさんのメッセージを返してくれます。赤ちゃんは、お母さん、お父さんとたくさんお話ししたがっているのですから。

こんなことを言うと、「うちの子はもう赤ちゃんじゃないから手遅れですよね」とおっしゃるお母さんがいます。

声を大にして言います。手遅れなんてことはありません。いくつになったっていいんです。今からでも、「あなたのことを気にかけているよ」というメッセージをたくさんあげてください。

赤ちゃんは、おなかの中でお母さんとお父さんの声を聞いています。

おなかの中で、お母さん、お父さんに話しかけています。

おなかの中で、お母さんのことを思いやっています。

お母さん、お父さんが大好きなのです。

おなかの中は、あたたかくて気持ちいいようです。でも、ひとりぼっちでさびしかった子もいます。

生まれてくるときは、ドキドキして、痛くて、苦しいようです。だから早くお母さんに会いたがっています。

まだまだいっぱい、たくさんのことを感じて、考えて、お母さん、お父さんに伝えたいことがいっぱいいっぱいあるのです。

あなたが赤ちゃんを選んだのではありません。

赤ちゃんがあなたを選んで生まれてきたのです。

わざわざこの不自由な世界にあなたを選んでやってきてくれた赤ちゃんを、抱えきれないほどの愛で迎えてあげてください。

赤ちゃんにたくさん声をかけて、たくさんハグしてあげてください。

やっとめぐりあえたのですから。

資料　分娩の記憶

「記憶についてのアンケート」は、結果をまとめて、学会で発表しました。以下はそのときの添付資料です。

発表者―池川明（産婦人科）

胎内と生下時に子どもに記憶があるかどうかを母親のアンケートをもとに検討した。アンケートは子どもから胎内または生下時の記憶があると話したことがあるかどうかとその内容、話したときの子どもの年齢、その子どもの分娩時の状況として正常分娩かどうか、安産か難産か、産科的処置が必要だったかどうか、などについて質問した。調査期間は平成12年8月から12月までの5カ月間でアンケート用紙を配布し、回収できたものについて検討を加えた。

対象は子どものいる母親で、当院19名、助産院31名、幼児開発協会17名、保育園幼稚園12名、合計79名からアンケートを回収できた。記憶のあったことがわかった子どもの年齢は平均3・0±0・9 s.d.（範囲1・5―6歳：n＝49）であった。胎内の記憶があると回答した例数は42例53％、生下時の記憶があると回答した例数は32例41％であった。

表4には分娩形式と難易度においての記憶を示す。経膣分娩に比べ、帝王切開での記憶は少ない。また難産では生下時の記憶が100％あり、内容は全例落ちる、冷たいなどのマイナスイメージであった。

胎内での記憶内容の具体的内容は明暗色20、動き19、胎内での状態19、感情16、温感10、合計84の記述が寄せられた。実に様々の内容が報告され、胎内で外の様子がわかったとするもの5例、生下時誰がいたかなどの生下時の状態の記憶は10例あった。

こうした胎内、生下時の記憶があるということがもし本当であれば、お産をどのようにマネージメントするか根本から見直す必要があるかもしれない。さらなる研究が必要であろう。

表1―胎内・生下時の記憶の有無

記憶	あり	なし	無回答	計
胎内	42	29	8	79
生下時	32	36	11	79

表2―分娩の方法など

安産	28
難産	7
陣痛促進剤	15
骨盤位分娩	2
帝王切開	5
吸引分娩	2

表3―分娩場所

病院	47
医院	19
助産院	7
自宅	1

表4―胎内・生下時の記憶のあると回答した例数

	計	正常分娩	安産	難産	陣痛促進剤	帝王切開
アンケート全体	79	53	28	7	15	5
胎内記憶ありと回答	42	28	17	5	10	1
生下時記憶ありと回答	32	21	17	7	5	1

胎内の記憶

分類	内容		合計	総合計
明るさ・色			20	84
	赤	3		
	白	1		
	明るい（少し）	3		
	暗い	13		
動き			19	
	グルグル	5		
	ぷかぷか	2		
	とんとん	1		
	ジャンプ	1		
	泳ぐ	5		
	キック	2		
	寝ていた	1		
	うんちした	1		
	ガラガラで遊んでいた	1		
胎内での状態			19	
	おへそから外を見ていた	1		
	パパとママを選んできた	1		
	ずーっと待っていた	1		
	お友達も大丈夫	1		
	歌を聴いていた	1		
	外の声が聞こえた	1		
	テレビを一緒に見ていた	1		
	超音波ゼリーにびっくりした	1		
	ママが痛いのでじっとしていた	1		
	お腹の中の格好をポーズ	4		

	へびがいた	1	
	ごちゃごちゃしていた	1	
	おへそからひもが出ていた	1	
	お風呂に入っていた	1	
	お父さんのお腹にいた	1	
	双子の位置関係を示す	1	
感情			16
	楽しかった	1	
	嬉しかった	1	
	さびしかった	1	
	お腹に戻りたい	2	
	もっとお腹にいたかった	2	
	狭かった	2	
	苦しかった	3	
	気持ちよかった	3	
	くさかった	1	
温感			10
	あたたかい	9	
	冷たい	1	

生下時の記憶

分類	内容		合計	総合計
感情			14	46
	痛い	3		
	苦しい	2		
	早く出たいと思った	5		

	落っこちる感じ	1	
	ドキドキした	1	
	きつかった	1	
	泣いた	1	
動き			12
	くるりと回る	3	
	すーっと出る	2	
	ばんと出た	2	
	うんといきんで出た	3	
	頭から出てきた	1	
	飛んだ	1	
生まれたときの状態			11
	裸だった	1	
	のどに何か詰まってオエッとした	1	
	医者が見えた	2	
	みんながおいでおいでと言った	1	
	お母さんの顔がふしぎで見ていた	1	
	ママのがんばれという声が聞こえた	1	
	周りに人がたくさんいた	1	
	帝王切開の記憶（作文を書く）	1	
	分娩のときの姿勢をした	1	
	外陰部を指さす	1	
明るさ			7
	まぶしい	4	
	明るい	2	
	暗い（穴のよう）	1	
温感			2
	寒かった	2	

おぼえているよ。
ママのおなかにいたときのこと。

著者　池川　明

発行　株式会社 二見書房
東京都千代田区三崎町2-18-11
電話 03(3515)2311
FAX 03(5212)2301
振替 00170-4-2639

印刷　図書印刷株式会社
製本　ナショナル製本協同組合

ISBN978-4-576-02153-9